编者（按姓氏笔画排序）

于文娟　中山市妇幼保健院
马春杰　广东省生殖科学研究所（广东省生殖医院）
王奇玲　广东省生殖科学研究所（广东省生殖医院）
方小武　中山市妇幼保健院
邓泽桦　中山市人民医院
石紫筠　中山市妇幼保健院
叶　臻　武汉华科生殖专科医院
叶桂芳　广东省生殖科学研究所（广东省生殖医院）
代睿欣　广东省中医院
伍　畅　中山市妇幼保健院
刘　晃　广东省生殖科学研究所（广东省生殖医院）
刘树沅　中山市妇幼保健院
关艺青　中山市人民医院
许小琴　中山市妇幼保健院
李　东　广东省人民医院
李　焕　佛山市妇幼保健院
李乐军　浙江大学医学院附属妇产科医院
李景平　浙江大学医学院附属妇产科医院
吴敬根　浙江大学医学院附属妇产科医院
张　靖　中山大学附属第六医院
张欣宗　广东省生殖科学研究所（广东省生殖医院）
张峰彬　浙江大学医学院附属妇产科医院
陈冬丽　武汉华科生殖专科医院
陈悦洲　中山市人民医院
罗璐璐　广东省生殖科学研究所（广东省生殖医院）
凌晓辉　惠州市中心人民医院
黄泗翀　中山市人民医院
梁忠炎　浙江大学医学院附属妇产科医院
程立子　中山市妇幼保健院
蒲小勇　广东省人民医院
蒲江波　深圳市妇幼保健院

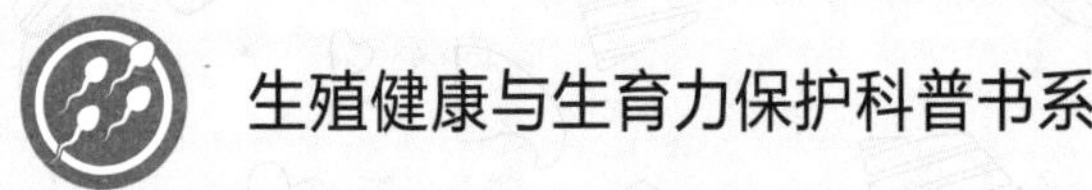

共成“爸”业

——男性生殖医学科普问答

GONGCHENG “BA” YE

——NANXING SHENGZHI YIXUE KEPU WENDA

主　编　陈悦洲　张欣宗　张峰彬

副主编　陈冬丽　梁忠炎　王奇玲　方小武　马春杰

華中科技大學出版社

http://press.hust.edu.cn

中国 · 武汉

内 容 简 介

本书是生殖健康与生育力保护科普书系之一。

本书共分为五章，包括：准爸爸的孕前检查，如何告别“男”言之隐，影响“爸”业的精液问题，生育力保存让男性永葆“青春”，科学助孕成就“爸”业。

本书适用于所有对男性生殖健康感兴趣的读者。

图书在版编目（CIP）数据

共成“爸”业：男性生殖医学科普问答 / 陈悦洲，张欣宗，张峰彬主编．—武汉：华中科技大学出版社，2024.1

ISBN 978-7-5772-0128-3

Ⅰ．①共…　Ⅱ．①陈…　②张…　③张…　Ⅲ．①男性－生殖医学－问题解答　Ⅳ．① R339.2-44

中国国家版本馆 CIP 数据核字 (2023) 第 197168 号

共成“爸”业——男性生殖医学科普问答
Gongcheng “Ba” Ye
——Nanxing Shengzhi Yixue Kepu Wenda

陈悦洲
张欣宗　主编
张峰彬

策划编辑：汪飒婷　　责任校对：朱　霞
责任编辑：汪飒婷　　封面设计：原色设计
责任监印：周治超
出版发行：华中科技大学出版社（中国·武汉）　电话：（027）81321913
武汉市东湖新技术开发区华工科技园　邮编：430223
录　　排：华中科技大学惠友文印中心
印　　刷：湖北金港彩印有限公司
开　　本：889mm × 1194mm　1/32
印　　张：8.75
字　　数：150 千字
版　　次：2024 年 1 月第 1 版第 1 次印刷
定　　价：49.80 元

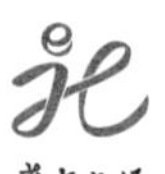

前言

随着科技的进步和人们生活节奏的加快，男性生殖健康问题受到人们越来越多的关注。国家卫生健康委联合教育部、中国计划生育协会发布《生殖健康促进行动方案（2023—2025年）》，强调需要加强新时期生殖健康服务，满足广大群众生殖健康需求。为了帮助广大男性更好地了解并维护自己的生殖健康，我们编写了这本男性生殖医学科普知识问答，该书也是由黄荷凤院士组织编写的生殖健康与生育力保护科普系列图书的分册。本书旨在为男性以及关注男性生殖健康的人群提供全面、实用和通俗易懂的知识。

本书共分为五个部分：准爸爸的孕前检查部分介绍了男性不育的孕前检查相关问题；如何告别“男”言之隐部分帮助读者了解男性不育诊治方面的知识；影响“爸”业的精液问题部分介绍了男性不育常见的精液方面的知识；生育力保存让男性永葆“青春”部分介绍了男性自体精子保存方面常见的问题；科学助孕成就“爸”业部分通俗易懂地介绍了辅助生殖技术帮

助男性不育患者实现生育目标相关的知识，让广大民众更好地了解辅助生殖技术。

本书适用于所有对男性生殖健康感兴趣的读者，我们在编写过程中采用问答的形式，尽可能避免使用过于专业的术语和复杂的句子结构，让每个年龄段的读者都能轻松理解。为了确保本书的准确性和时效性，我们提供了最新的研究成果和医学进展，并引用可靠的资料来源。尽管如此，本书并不能代替专业医学咨询和个性化的医疗建议。如果您遇到任何健康问题或疑虑，请务必咨询专业医生或医疗机构。

感谢所有参与编写和提供支持的人员，他们在本书的编写过程中付出了巨大的努力。希望这本书能够对读者有所帮助，激发更多人关注和关心男性生殖健康问题。

由于时间仓促，本书难免有疏漏、不足之处，敬请读者朋友批评指正。

衷心希望这本科普书能够为读者提供丰富的知识和启发，并让广大民众更加关注和重视男性生殖健康。愿每个人都能享受健康、快乐和满意的生活！

本书为中山市科普经费资助项目。

编　者

目录

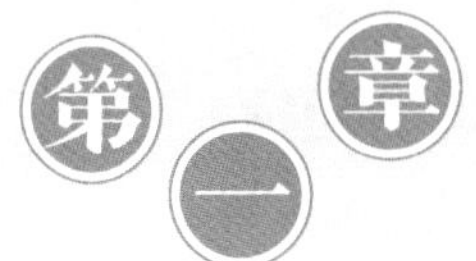

第一章 准爸爸的孕前检查

一、和精子有个约会

在婚前、孕前检查及男性不育诊治过程中，精液常规检查是不可或缺的内容，它是获取男性生育力情况的重要指标。然而这么简单的检查，操作要求却十分严格。做精液检查时应该注意哪些问题呢？一份检查报告应该怎么去解读呢？

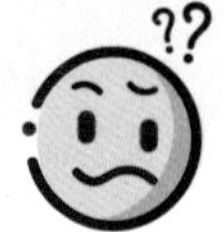

1. 精液检查应该注意哪些问题?

答：精液检查的注意事项包括：

（1）一般建议：在上次射精（包括同房、手淫及梦遗）后2~7天检查取精，若间隔不足48小时（2天）或超出7天，则会影响检查结果的准确性。间隔时间过短，精液数量会不够；间隔时间过长，精子活动度可能会下降。

（2）进入取精室后关好门，建议用手淫法取精，并将精液全部射入取精杯中，不要漏到杯外，否则会影响检查结果的准确性。取精后尽快将精液标本交予检验人员。

（3）如果20分钟内不能取出精液，到室外休息一段时间或改日再取精，也可向男科医生寻求药物帮助。

（4）若在取精室取精困难则可到其他地方取精，但须满足以下条件：精液不要遗漏到杯外；不能用普通避孕套取精；精液在送检途中须贴身保温存放；精液取出后必须在30分钟内送至化验室。

（5）高血压患者取精前应测量血压，尽量在家属陪同下取精。

（6）如需同房阴道内射精取精，则须购买不杀精的专用取精套，收集好后将精液倒入取精杯中交予检验人员。

（7）做精液检查时尽量避开身体状态不佳时期，如感冒、发热或醉酒，这些会影响检查结果的准确性和可靠性，可能会出现少精或死精的情况等。

2. 精液检查结果一次异常就是有问题吗?

答：精液检查结果受很多因素干扰，如精液收集不充分、精液检查前的禁欲时间、实验室的差别、人体的生理性波动等。此外，发热、患病、酗酒、过度劳累、前一天熬夜等情况均会影响精液的检查结果。一般在排除了上述影响因素后，可以半个月内再复查一次精液。如果第一次检查不正常，第二次是正常的，那么我们就认为该男性的生育力还是可以的。如果多次检查都不正常，则需要进一步检查原因。

3. 你们医院的精液检查报告为什么与其他医院不一样?

答：有的患者会问：为什么我在其他医院检查精液的报告显示精子分 A/B/C/D 四级，你们医院的精液报告没有显示呢?

《人类精液及精子－宫颈粘液相互作用实验室检验手册》第四版标准中采用的精子活力分级如下：A——快速前向运动精子；B——慢速前向运动精子；C——非前向运动精子；D——不动精子。而该手册第五版标准中精子活力分级如下：PR——前向运动精子（相当于第四版的 A+B 级）；NP——非前向运动精子（即第四版的 C 级）；IM——不动精子（即第四版的 D 级）。目前一般大型医院的生殖中心采用的是第五、六版中新的标准，但国内仍有不少基层医院还在沿用第四版的标准。

4. 身体很健康还需要做精液检查吗？

答：受传统观念影响，人们觉得生不出孩子是女方的事，很多男性不愿意行精液检查。但统计数据表明：在不孕不育患者中，由于男性因素不育的占一半左右。身体其他部位正常并不代表生育能力一定正常。在门诊有许多夫妇，男方身体常规检查都很健康，女方因为不孕检查了很多年，结果男方一做精液检查就发现为无精子症。而且男性的精液检查耗时短，身体很健康的男性也应该做精液检查。

5. 男方精液常规检查结果是正常的，女方不怀孕是否就是女方的问题了？

答：在门诊治疗中，有时会见到有男同胞拿着精液检查结果，一旦得知此次各项化验结果指标均在正常范围内时，他就会告诉自己的妻子：“我检查结果是正常的，没怀孕那肯定是你的问题了！”这种说法是不对的，因为精液常规检查结果正常并不一定代表可以生育。精液常规检查只会对精液的量、气味、颜色、液化时间和精液中精子的数量、活力、活率、形态等方面有一个大概的判断，而精子内部结构的正常与否、受精能力和遗传物质是否完整是无法得知的。就像一个人，外表正常并不代表大脑一定正常。另外，在所有的不孕不育夫妇中约有 10% 属于原因不明性不孕，夫妇双方做的所有检查结果都正常，但就是不能怀孕。如果女方检查结果正常，男方还需进一步行精子受精功能的检查，如检测顶体酶、精子 DNA 碎片率等，以评估精子和卵子的结合能力。

6. 男方精液常规检查结果不正常，女方还能正常怀孕吗？

答：怀孕是一个概率问题，一对正常的育龄夫妇，有正常的性生活，每个月怀孕的概率只有 20% 左右，一年内怀孕概率为 85%~90%。若男方精液检查指标的结果低于参考值，即使女方检查结果正常，每个月女方怀孕的概率也会低于 20%。从理论上讲，精液检查的结果越差，女方怀孕的概率就会越低，但只要有一个活力好的精子，女方就有怀孕的可能。怀孕本身受很多因素干扰，例如情绪和压力，有些人心情放松了，压力减轻了，后来就怀上了。门诊也遇到一些这样的案例，男方精子质量很差，第一胎通过“试管”怀孕，两年后却自然怀了第二胎。

7. 以前精液检查结果都正常，是否还要再重新做精液检查呢？

答：正常精子生成周期为 3 个月左右。精子在睾丸里有 3 个月的生长时间，精子成熟后进入输精管道，待同房射精时随着精液而出。精子连续不断生成，一批一批地排出，而且精液检查受很多因素干扰后结果不一定正常，所以以前检查正常只是代表以前的结果，精液检查结果并非一成不变的。门诊经常

会遇到一些患者，做人工授精的当天取出的精子质量很差，导致当天人工授精操作取消。询问原因后知晓是因为患者半个月前患有感冒，有发热等症状。所以我们在进行人工助孕前，一般情况下，如果精液检查超过 3 个月（特殊情况下，此时间间期会更短），我们会建议复查一下精液常规，如果复查结果不理想，可以提早进行干预，避免出现上述被动情况。

8. 取精时非常紧张，会影响精液检查结果吗?

答：正常射精是由中枢神经、交感和副交感神经、性腺、内分泌和生殖器官等多系统共同协调参与的复杂生理活动。人过度紧张时大脑皮质和脊髓射精中枢会产生抑制作用，严重时会导致功能性不射精，这种情况是会影响精液检查结果的。也有研究表明，精囊的分泌功能也参与性功能的调节。即当精囊的分泌功能正常，精囊液达到一定量后，精囊内的压力增高，刺激精囊壁上的神经，使精囊壁收缩，从而激发性欲，引起射精。人在紧张情况下精囊的分泌功能减弱，则精囊内精囊液会减少，压力会减小，精囊的收缩力会减小，甚至不收缩，这种情况下射出的精液量会减少，从而影响精液检查结果。大多数情况下，只要不是很紧张，射精充分，一般是不会影响精液检查结果的。

9. 为什么精液检查结果每次都不一样呢？

答：在男性不育门诊经常会碰到这样的问题：我上次检查精液时，精子浓度是 6000 万 /ml，为什么这次只有 5000 万 /ml？是不是你们检查有问题？也有拿着其他医院化验单说：我在别的医院检查都正常，怎么到你们这里检查就不正常了呢？我们解释一下原因：精子和精液的生成受体内外多种因素的影响，精子浓度、精液量都是一个变化的数据，如果多次（≥ 2 次）精液检查结果都正常，说明精子质量正常且比较稳定。而且精子生成周期一般 3 个月左右，其间很多因素都可以损害精子质量，比如大量吸烟、酗酒、高温环境工作、进行放化疗及长期接触化工原料、重金属等，均可以导致精子质量下降，从而造成精液检查时结果的波动。取精时精神紧张，性兴奋不够，射精不充分或精液未全部收集到采精杯中也会影响精液的检查结果。另外，不同医院检查的结果也会有差别。

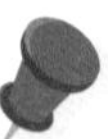

10. 禁欲时间长能提高精液质量吗？

答：精子在睾丸中生成时，其形态结构已基本成熟，但尚未具备运动、识别等能力；之后精子会进入附睾，在到达附睾尾之前，约一半的精子会老化、分解，进而被吸收，即使精子最后来到了储存和成熟的最佳部位，其生命力也是有限的。若男性长时间不排精，精子便会失去活力，最后在精子通道内解体，衰老精子的比例也会不断增大。所以，男性禁欲时间长，老化精子会先射出，不容易让妻子受孕。由此可见，长期禁欲并不能提高精子的质量，若想通过禁欲来提高精子质量，这种方法是不可行的。适当的性生活频率反而可以增加受孕机会。正所谓“旧的不出去，新的出不来”。所以我们建议禁欲 2~7 天时进行精液检查，不建议禁欲过长时间时进行检查。尤其是做“试管”前不要长时间禁欲，不要“吝啬”你的精子，精子会“推陈出新”的。

11. 前一天有射精，第二天检查精液有影响吗?

答：一般建议，在上次射精（包括同房、手淫及梦遗）后 2~7 天范围内检查精液。时间过短，精液量不够，将影响检查结果的准确性。如果以前精液量偏少，或者患有糖尿病等其他疾病，则建议禁欲 5~7 天后取精，以免影响精液检查结果。禁欲时间超出 7 天者也可以检查，但如果检查结果不正常，建议后续复查。

二、好精子要做“全能冠军”

精液检查是分析男性生育能力以及帮助医生判断男性生殖系统疾病的重要依据，同时通过精液检查可了解生殖腺及副性腺的生理功能和病理改变，是诊断男性不育及生殖系统疾病的最基础和最重要的检查项目。全面进行精液检查可为男性不育的诊治提供实验室依据，帮助临床客观地评价男性生育力，给予患者合理的诊治。

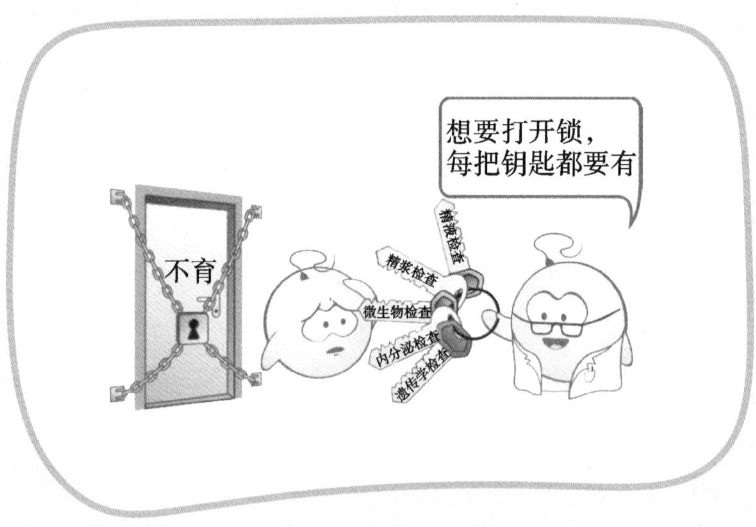

（一）不容忽视的精子 DNA 碎片

12. 什么是精子 DNA 碎片率？

答：精子 DNA 碎片率是近年提出的一种评估精子 DNA 完整性的指标。精子在形成过程中如受到一些有害因素影响，使精子 DNA 完整性遭到破坏而产生断裂的碎片，则精子 DNA 碎片率就会升高。打个比方说：正常的鸡蛋黄是完整的，富有弹性；精子 DNA 碎片率高，就像散了黄的鸡蛋，表面看上去挺好，但内部已经散黄的鸡蛋是不能孵出小鸡的。

13. 哪些患者需要检测精子 DNA 碎片率？

答：以下患者需要检测精子 DNA 碎片率。

（1）年龄大于 40 岁的患者。

（2）配偶多次难免流产的患者。

（3）前一次试管婴儿治疗的胚胎质量差，未使妻子成功受孕的患者。

（4）睾丸/附睾炎、前列腺炎、精囊炎或精索静脉曲张的患者。

（5）有不良生活习惯（吸烟、喝酒、蒸桑拿等）的患者。

（6）服用某些药物或暴露于不良环境的患者。

（7）高危因素接触者，如职业接触高温、辐射、化学污染物者等。

14. 如何判断精子 DNA 碎片率是否正常?

答：通常根据检测数值来推测精子 DNA 碎片率是否正常。

（1）碎片率 <15%，表明精子 DNA 完整性较好。

（2）碎片率为 15%~30%，表明精子 DNA 完整性一般。

（3）碎片率 >30%，表明精子 DNA 完整性差。

大量研究表明，不育和配偶有流产等不良妊娠史的男性患者精子 DNA 碎片率明显高于对照组。精子 DNA 碎片率＞ 30% 时人工授精的成功率极低。

15. 导致精子 DNA 碎片率增高的有害因素有哪些?

答：导致精子 DNA 碎片率增高的主要原因包括以下几项。

（1）久坐不动、吸烟、酗酒和熬夜等不良生活习惯。

（2）长期暴露于污染的空气、高温，存在重金属和放射线污染的工作环境。

（3）有生殖器官感染和慢性炎症（附睾炎、前列腺炎或精囊炎等）。

（4）年龄因素：随着男性年龄的增长，精子生成能力下降，

DNA 损伤率增加。

（5）药物：长期服用某些药物也可导致精子 DNA 碎片率增高，如抗肿瘤药、抗病毒药、免疫抑制剂等。

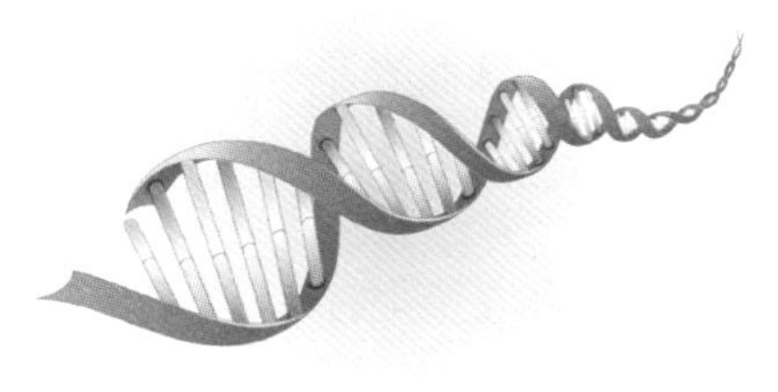

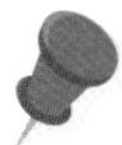

16. 精子 DNA 碎片率高会导致流产吗？精子 DNA 碎片率高对试管婴儿成功率有影响吗？

答：研究表明不育男性患者精子 DNA 碎片率显著高于正常人群。对于不明原因复发性流产者的丈夫，精子 DNA 碎片率也是升高的，这提示精子 DNA 碎片率可能与流产有一定的关系。那么精子 DNA 碎片率高会不会对试管婴儿的治疗结局造成影响呢？答案是肯定的。很多研究分析显示，随着精子 DNA 碎片率的升高，受精率和妊娠率会逐渐下降，同时流产率会显著上升。

17. 如何降低精子 DNA 碎片率？

答：纠正不良生活习惯（吸烟、酗酒和熬夜等），调节工作压力和提高睡眠质量，避免长期处于有害环境，治疗相关原发疾病如精囊炎、精索静脉曲张及生殖道感染等疾病，均有助于精子 DNA 碎片率的降低。此外，补充维生素及微量元素、抗氧化药物（如维生素 E 和左卡尼汀）、辅酶 Q10 等，也有助于降低精子 DNA 碎片率。

（二）如何看待畸形率

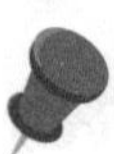

18. 畸形精子是个什么“东东”？

答：《世界卫生组织人类精液检查与处理实验室手册》（第五版）标准认为，通过严格的精子形态学染色（巴氏染色）分析符合标准的精子为正常精子，不符合标准的均为畸形精子。

19. 如何看待精子畸形率？

答：人类精液中含有各种形态的精子，而畸形精子是精液中的一种正常成分。精子畸形率是形态畸形的精子占所有精子的比例。一般来说，精子畸形率≤ 96% 对怀孕的概率没有太大的影响。但如果精子畸形率＞ 96% 则为畸形精子症，可能导致受孕困难。

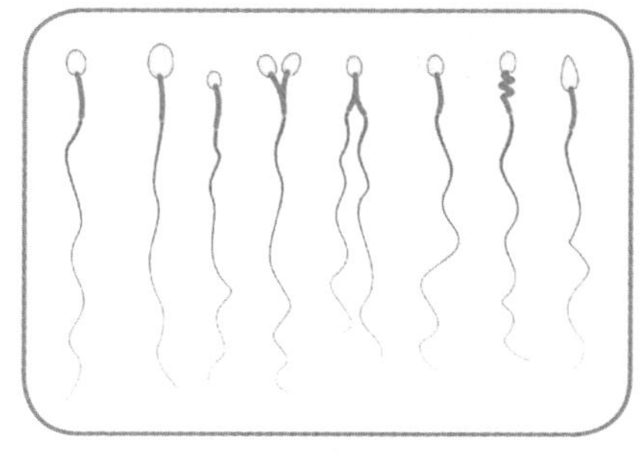

20. 为什么精子畸形率需要多次检测？

答：人体每次射出的精液中含有几亿个精子，不可能对每个精子进行形态学检测，按《世界卫生组织人类精液检查与处理实验室手册》（第五版）的规定，每张重复涂片至少应检查 200 个精子，以确定正常与异常形态精子百分率，所以只有多次检测才能准确判断精子畸形率。

21. 畸形精子比例高会导致胎儿畸形或流产吗？

答：如果一个男性的精子畸形率特别高，那么通过女性生殖系统的层层筛选，畸形精子一般都被淘汰而无法到达卵子身边，即使有少部分畸形精子与卵子相遇，也无法钻进卵子里面。许多人将受精过程当成“民主选举”，少数服从多数，认为畸形或活力差的精子比例高就会让差的精子与卵子受精，这是完全错误的。因此不能用精子畸形率来预测自然受孕后胚胎或出生后代的质量，其也不能作为难免流产的一个原因。

22. 精子畸形率 99%，还能继续备孕吗？

答：目前按照《世界卫生组织人类精液检查与处理实验室手册》（第五版）标准：通过严格的精子形态学染色（巴氏染色）分析，精子正常形态率小于 4% 为畸形精子症。99% 的精子畸形率只是与怀孕概率有关，和流产和胎儿畸形无直接关系，畸形率太高只可能导致受孕困难。

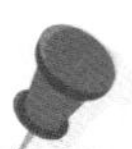

23. 导致畸形精子症可能的原因有哪些？

答：畸形精子症可能是由以下几个原因引起。

（1）生殖道感染：如支原体、衣原体感染，慢性前列腺炎等。

（2）重金属及微量元素：长期接触重金属及相关化合物如铅、锰、三氧化二砷等。

（3）精索静脉曲张。

（4）内分泌因素。

（5）不良生活习惯：如吸烟、饮酒、长期接触高温等。

（6）有机化学毒物及药物：邻苯二甲酸酯类、丙烯酰胺、多氯联苯、多氯代二苯并呋喃等。

（7）遗传基因。

（8）辐射、季节等。

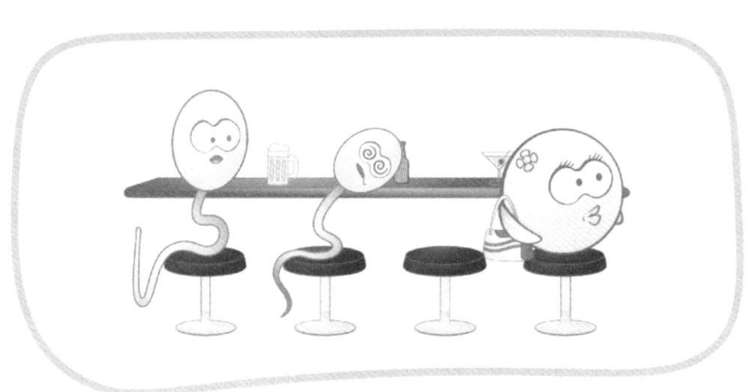

24. 畸形精子症患者平时生活中应该注意些什么?

答：（1）尽量少接触有毒有害的物质和避免辐射。

（2）少吸烟及酗酒：香烟中含有多种有害物质，已有研究表明尼古丁、酒精对男性精子有损伤作用，会使精子畸形率升高。

（3）多食用一些富含维生素 E、锌的食物，如蔬菜、坚果、海鲜类。

（4）养成良好的生活习惯，不熬夜、不穿紧身裤，避免蒸桑拿等。

（5）避免久坐，适当体育锻炼。

25. 畸形精子症如何治疗?

答：畸形精子症的获得性病因有很多，并与许多因素存在量效关系，因素间存在协同放大效应。因此，对于生殖道感染患者建议行积极抗感染治疗；生活中尽量避免接触重金属；微量元素缺乏的患者应及时补充微量元素；中重度精索静脉曲张患者应积极行手术治疗，并改变生活方式，如戒烟、酒（咖啡），

增加蔬菜、水果、谷类摄入，减肥，减少手机、电脑的使用，生活规律，缓解紧张情绪等；避免辐射及与有毒物质的接触。药物治疗主要包括：左旋肉碱制剂、辅酶Q10、维生素E以及可改善精子畸形率的各类中成药。对于基因缺陷导致的精子头部100%畸形，或者基因缺陷导致的精子尾巴发育异常可引起精子无法正常游动，可采用辅助生殖助孕治疗。

（三）为何要查精浆生化

26. 为什么要做精浆生化检查？

答：精液成分分为两个部分，其中一部分为占5%有形成分的精子，另一部分为占95%无形成分的精浆。精浆中精囊液占60%，前列腺液占30%，尿道球腺和尿道腺液占余下的5%。精子的数目、活力和活率与精浆的生化成分、生化性质，酸碱度值密切相关。精浆相当于鱼儿生存环境中的水，水质不好，当然会影响鱼儿的生长。

27. 什么是精浆弹性蛋白酶?

答：精浆弹性蛋白酶是男性生殖道感染的另一个检测指标，它是机体内能水解弹性蛋白的酶，分布于中性粒细胞、巨噬细胞等多种组织和细胞中。当生殖道感染时，精浆中的中性粒细胞增多，分泌到细胞外的弹性蛋白酶也随之增多，与其他氧化物质共同发挥局部抗炎作用。精浆弹性蛋白酶可以作为生殖道感染的诊断及预后检测指标，可以理解为监测水质污染的指标。

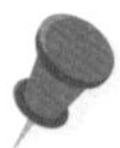

28. 什么是精浆锌?

答：锌是前列腺功能评价指标之一，精浆锌含量对精子活力和前列腺炎的诊断有帮助，锌含量降低导致睾丸发育不良、性腺功能减退。锌还参与调节雄激素代谢，锌含量降低可促进睾酮转变为双氢睾酮，影响性功能。精浆中的锌可以理解为水里面的矿物质成分，有了它，水的饮用价值更高。

29. 什么是精浆柠檬酸?

答：精液中的柠檬酸由前列腺分泌，调节精浆钙离子浓度，直接影响射精后精液的液化，精液中柠檬酸缺乏可导致精液液化迟缓。精浆柠檬酸含量降低提示前列腺分泌功能受损。

30. 什么是精浆酸性磷酸酶?

答：精浆酸性磷酸酶为前列腺炎及相关疾病诊断及治疗效果评价的指标之一。前列腺炎患者精浆酸性磷酸酶含量降低，前列腺肥大或早期前列腺癌者其含量增高。

31. 什么是精浆中性 α－葡糖苷酶?

答：中性 α－葡糖苷酶来源于附睾，其含量有助于了解附睾（附睾是精子成熟的地方，是精子运行的通道，是精子储存和老化精子处理的场所）的功能及附睾管是否通畅，诊断附睾、睾丸生精和输送精子的能力，对弱精子症的病因诊断有帮助。其可作为附睾输精管吻合术后的监测指标。可以把附睾比喻成小溪，中性 α－葡糖苷酶来源于小溪的上游，上游（附睾）不通的话，下游就检测不到这种物质了。

32. 什么是精浆果糖?

答：精浆果糖由精囊分泌，是精子能量的主要来源，其分泌受睾酮水平的影响。精囊功能紊乱时，精液量减少，精浆果糖含量降低，进而引起精子活力不足，导致不育。精浆果糖含量降低可见于先天性两侧输精管及精囊缺如、两侧输精管完全阻塞或逆行性射精导致的精囊炎和雄激素分泌不足。精浆果糖可以理解为鱼儿生存在水里需要的氧分，有了氧分鱼儿才能生存。

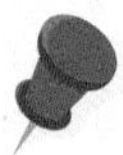

33. 什么是精子顶体酶?

答：顶体酶是受精过程中重要的蛋白水解酶，存在于精子头部顶体内膜与外膜之间。当精子与卵母细胞结合后，精子头部发生顶体反应，顶体外膜破裂，释放顶体酶溶解卵母细胞周围的放射冠和透明带，使精子穿过透明带与卵细胞融合完成受精。顶体酶活性的高低直接影响精子穿透卵子的能力，是影响受精的重要因素之一。顶体酶相当于子弹头，子弹头威力不足就无法击穿目标。

三、孕前检查不只是查精液这么简单

近年来，因不育来找男科专家咨询的患者越来越多。男性不育症是由多种疾病和因素造成的，需要综合分析判断，除了各项精液相关的检查外，非精液检查也是男性生殖健康检查中必不可少的项目。

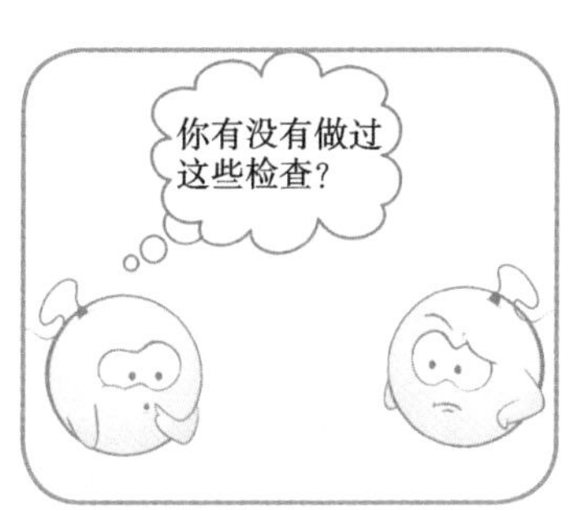

（一）解脲支原体真的这么可怕吗

34. 什么是解脲支原体？

答：支原体是一类没有细胞壁、高度多形性、能通过滤菌器、可用人工培养基培养增殖的最小原核细胞微生物。常见的与泌尿生殖道感染有关的支原体有解脲支原体、人型支原体、生殖支原体。支原体在泌尿生殖道存在定植现象，人群中存在着相当数量的没有症状和体征的支原体携带者，以解脲支原体最为常见。只要检查就很容易发现阳性。

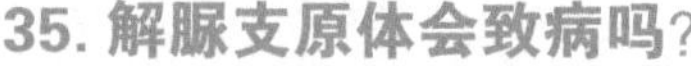

35. 解脲支原体会致病吗?

答：大量研究提示：支原体可在生殖道内生存而不表现出感染征象，但在某些条件下又可作为病原体引起感染。支原体大部分在生殖道不致病。

36. 泌尿生殖道解脲支原体的检出对男性精液质量有影响吗?

答：临床研究显示：解脲支原体可能影响精子活动度，其原因可能是支原体黏附影响精子活动，也有可能是因为支原体诱导抗精子抗体的产生。支原体与精子活动度之间有相关性，但未能明确其致病性。

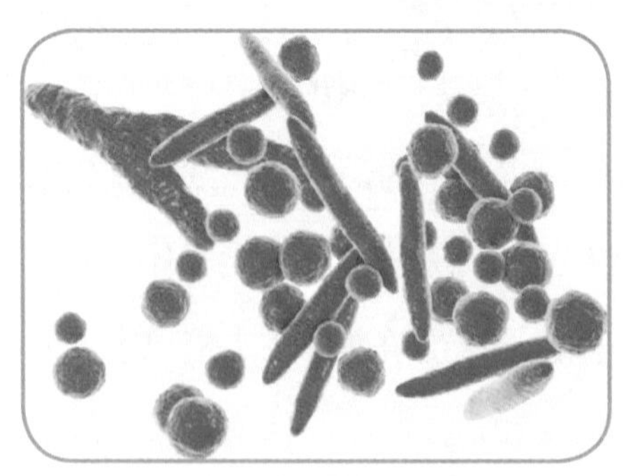

37. 泌尿生殖道解脲支原体的检出对辅助生殖有影响吗？

答：多项研究表明，男女双方生殖道解脲支原体培养阳性对体外受精的受精率、异常受精率、卵裂率、临床妊娠率及流产率均没有明显影响，可认为宫颈解脲支原体阳性不影响体外受精胚胎移植后的妊娠结局。

38. 解脲支原体感染是性病吗？

答：一些人总是将衣原体、支原体感染与“性病”“出轨”挂钩，虽然支原体主要通过性传播，但感染了支原体并不能诊断患有性病。日常生活接触也有可能感染支原体。正常情况下，这些微生物处于一个平衡的状态，但在某些情况下它们的比例会发生紊乱，从而导致感染。就像流感一样，一个人患了流感，可以是呼吸道传播所致，并不能一定说明是因接吻而致感染。

39. 男性同胞检测解脲支原体的方法有哪些?

答：（1）尿道拭子：有很多男性在孕前检查会进行支原体检测。支原体检测多数通过尿道拭子进行，此方法最直接。采集完尿道拭子后再采用培养或核酸检测的方法进行检测。尿道拭子的采集有一定痛苦，一些男性患者会因畏惧而拒绝检查。此方法在临床检测中常用。

（2）尿液检测：优点为无痛、简便、敏感性和特异性高。可用于大规模人群筛查。一般仅适用于 RNA 检测，这种新的核酸检测方法采用尿液检测，减轻了男性患者采样的痛苦，便于男性筛查。

（3）精液或前列腺液：怀疑有男性生殖道感染的患者有时会进行前列腺液或精液的检查，前列腺液或精液排出时经过尿道（好比河水经过河道），不可避免地会携带尿道内的微生物，尿道内可能存在支原体定植，因此可能被污染（河道有污染的话，河水一般也会污染）。

40. 如何治疗解脲支原体感染？

答：如果没有生殖道感染的相关症状，且没有合并其他病原体感染，仅解脲支原体阳性，考虑为携带者，可以不用治疗。解脲支原体治疗后症状、体征消失，仅实验室检查结果阳性，考虑也为携带者，无需治疗。

（二）沙眼衣原体感染该怎么办

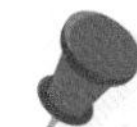

41. 什么是沙眼衣原体？

答：衣原体是自然界中传播很广泛的病原体。它存在于人类、其他哺乳动物及鸟类，仅少数有致病性。其包括沙眼衣原体（CT）、肺炎衣原体、鹦鹉热衣原体等。其中沙眼衣原体是导致性病最常见的衣原体。

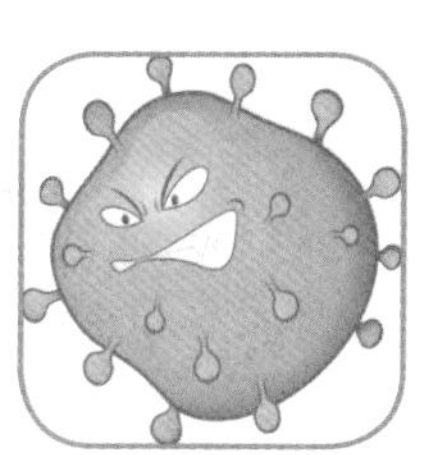

42. 沙眼衣原体感染有什么影响？

答：沙眼衣原体感染主要通过性传播，可以导致性病。在男性最常见的是非淋菌性尿道炎，在女性可以引起尿道炎、阴道炎或宫颈炎。沙眼衣原体感染也可通过母婴传播，导致胎儿及新生儿的感染。衣原体感染常用阿奇霉素或多西环素治疗，并建议夫妻双方同时进行治疗，在治愈前禁止性生活。

（三）男性也查 HPV

43. 什么是 HPV？

答：HPV 是人乳头状瘤病毒的英文名称简写，目前已知有 200 多种亚型，其中 30 多种亚型与人类生殖道感染有关。

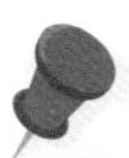

44. HPV 通过什么传播？如何预防感染？

答：HPV 主要通过性传播，口交也可能传播 HPV，但是证据并不充分。游泳池、床褥被罩、马桶是不会传播 HPV 的，握手、亲吻、拥抱也不会传播 HPV。HPV 比较脆弱，离开人体黏膜后就无法生存，很快死亡，因此 HPV 感染者的衣物、用品常规洗涤就行，无需消毒和特殊处理。由于极其亲密的接触也会传播 HPV，所以避孕套仅能隔绝大约 70% 的 HPV。避免过早性生活，保持相对固定的性伙伴，采用避孕套均能降低 HPV 感染的机会。

45. 男性会感染 HPV 吗？

答：HPV 感染在男性和女性中都是非常普遍的。近年来流行病学研究表明，高危型 HPV 感染还与男性外生殖器恶性肿瘤的发生密切相关。男性 HPV 感染引起的最常见疾病是生殖道尖锐湿疣，通常出现在肛门周围、阴茎、阴囊（睾丸）、腹股沟等部位。90% 以上的尖锐湿疣是由 HPV6 和 HPV11 亚型的感染造成。所以男性也会感染 HPV。

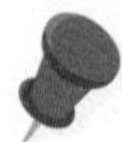

46. 男性感染 HPV 有什么表现呢？

答：男女器官有别，男性没有宫颈，也不可能得宫颈癌。男性感染 HPV 后大部分人并没有临床表现而成为 HPV 携带者，仅部分感染 HPV6 和 HPV11 亚型的男性会发生外生殖器或肛周尖锐湿疣，极少数感染者可发展为阴茎癌。男性和女性感染 HPV 的自然病程不同，男性是高感染率低致病率，而女性则是低感染率高致病率。

47. 女性宫颈 HPV 感染时，男性伴侣需要做 HPV 检查吗？

答：HPV 适合生存于湿润的环境中，不适合在男性的生殖器周围生长，即使有 HPV 感染，病毒的含量也比较低；男性生殖器周围，比如冠状沟、尿道口周围取样比较困难，获取样本量少，如果测量的方法不够灵敏，就有可能测不到病毒。如上所述，从男性生殖道采集样本检测 HPV 是比较困难的，检测出的 HPV 阳性率也比较低。但是临床上经常可以见到男性肛周、阴茎上有尖锐湿疣，对这些患者都建议检测 HPV6 和 HPV11 亚型。

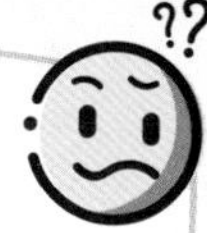

48. 感染 HPV 对于男性健康有何影响？

答：男性 HPV 感染本身并不是一种疾病，且大部分感染可被人体自身免疫力清除，一般不会有症状，也不会影响健康。男性即使感染了 HPV，由于其生理结构的特殊性，很少发生癌变。如果男性外生殖器或尿道口有疣状肿物，HPV6 或 HPV11 亚型呈阳性，要以尖锐湿疣积极进行治疗。

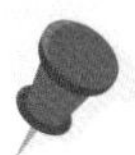

49. HPV 感染的夫妻应该怎样避免交叉感染？

答：夫妻一方感染了 HPV，应该做到如下几点：①同房用避孕工具避免或减少交叉感染；②感染者适当诊治；③锻炼身体，提高机体自身免疫力。

（四）染色体异常是男性不育的常见因素

50. 什么是染色体检查?

答：正常人总共有46条染色体，包含22对常染色体和1对性染色体，女性为46,XX，男性为46,XY。染色体核型分析是根据染色体的长度、着丝点位置、臂比、随体的有无等特征，并借助染色体分带技术对染色体进行分析、比较、排序和编号。一般以体细胞分裂中期染色体为分析对象。染色体核型分析是预防染色体遗传性疾病发生的有效方法。

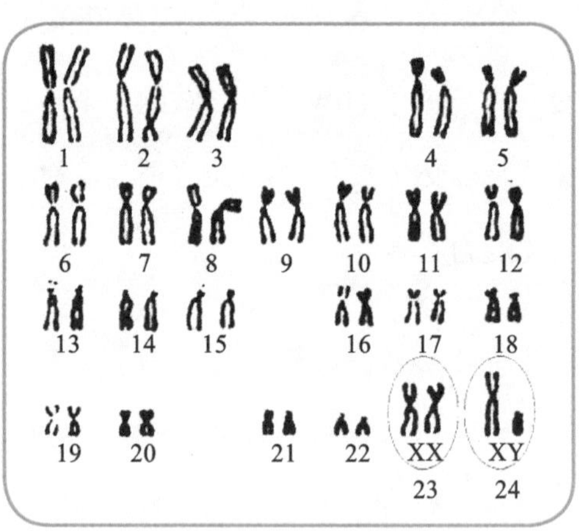

人类正常染色体为46条

51. 正常人需要做染色体核型分析吗？一个正常人，染色体会有问题吗？

答：这个是有可能的。如果一个人的临床表型正常，这表明他的遗传物质的多少没有发生改变，但是染色体的位置可能发生变化。例如一条 21 号染色体跑到了 13 号染色体处并与之发生连接，我们称为染色体平衡易位。又如，某一条染色体的一个片段位置颠倒后又重新插入染色体序列中，称为染色体倒位。出现这些染色体异常的人自身可能是正常人，但在生育后代的时候就会遇到麻烦，通常临床表现为复发性流产、胎停或生育的后代有智力障碍、发育异常等。这些有遗传缺陷的后代会给家庭带来很大的痛苦。

52. 染色体如果异常该怎么办？

答：如果有习惯性流产病史或生育过遗传缺陷后代的夫妻，双方均应该检查染色体。如果有一方存在染色体异常，则建议进行生殖遗传咨询，并根据染色体异常的轻重程度区别对待。

多数染色体异常可以通过胚胎植入前遗传学诊断技术，将染色体异常的胚胎剔除掉，选择正常的胚胎进行移植，来避免有遗传缺陷后代的出生。

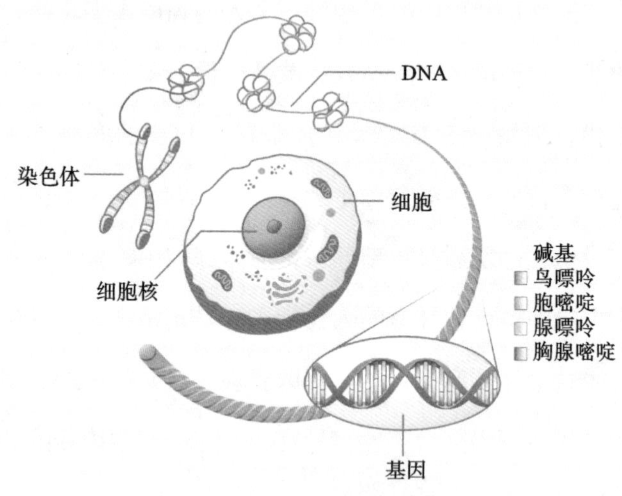

染色体由复杂的双链 DNA 构成

（五）男性备孕要不要查性激素

53. 男性性激素检测包含哪些项目?

答：男性性激素检测指标主要包括卵泡刺激素（FSH）、黄体生成素（LH）、催乳素（PRL）、总睾酮（TT）和雌二醇（E2）

等。前三项激素由大脑垂体生成（相当于中央司令部下达命令），睾酮由睾丸的间质细胞生成（相当于基层产生），最终转变成雌二醇，雌二醇会反馈至脑垂体，调节脑垂体生成卵泡刺激素和黄体生成素。

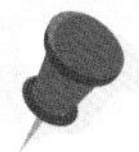

54. 性激素检测对男性有什么意义?

答：男性睾丸是睾酮分泌和精子生成的唯一器官，受到下丘脑垂体的控制，而控制的主要手段是通过脑垂体生成卵泡刺激素和黄体生成素。黄体生成素作用于睾丸间质细胞，使之生成睾酮，睾酮与卵泡刺激素共同作用于生精细胞促进精子生成。睾酮在体内最终转变成雌二醇，又反馈至脑垂体，减少卵泡刺激素和黄体生成素的生成，最终达到一个动态平衡。如果下丘脑垂体功能异常，不能分泌足够的卵泡刺激素和黄体生成素，睾丸就不能或只能生成少量睾酮和精子，导致男性不能生育，表现为血液卵泡刺激素、黄体生成素、睾酮和雌二醇水平均降低。如果下丘脑垂体功能正常，而睾丸发育受到影响，不能生成足够的睾酮和精子，也会导致男性不育，雌二醇水平降低，脑垂体就会分泌更多的卵泡刺激素和黄体生成素，表现为血液中卵泡刺激素和黄体生成素含量明显升高，而睾酮和雌二醇水平降低。因此，可通过血液中性激素的变化来诊断男性不育的病因。同时，还可通过性激素的变化来监测男性少、弱精子症的治疗效果。整个调控过程相当于中央（脑垂体）和地方（睾丸）达到平衡状态。“中央”（脑垂体）发出指令（分泌卵泡刺激素、黄体生成素）调控“地方”生产（睾丸分泌睾酮），“地方”完成任务后再反馈给“中央”。

55. 什么时候检测性激素比较好？

答：性激素的分泌有昼夜节律的变化，通常在早上有一个分泌高峰，然后逐渐降低。因此，在上午 10 点前空腹抽血检测性激素比较准确。

（六）超声检查男性生殖健康优点多

56. 男科超声包括哪些？

答：男科超声包括经阴囊超声和经直肠超声。经阴囊超声

能明确排除睾丸、附睾实质占位性病变，也能发现部分梗阻体征（如睾丸网扩张、附睾囊肿、附睾炎症性梗阻、输精管梗阻、输精管缺如等），同时也能检测睾丸、附睾发育状况，精索静脉的管腔大小，有无扭曲及畸形，有无血流动力学的异常。经直肠超声检查为探查泌尿生殖系统异常的首选影像学手段之一。检查时，患者取左侧卧位，将探头置入直肠内，可从横切面及矢状面全面观察前列腺、精囊、输精管远端及射精管的解剖图像。

57. 检查前需要做什么准备?

答：（1）如果做膀胱检查，为了更好地显示膀胱腔内及膀胱壁情况，须充分憋尿，以利于膀胱疾病的诊断。

（2）经腹前列腺检查时，为了更好地判断前列腺邻近关系，可充盈膀胱，即须憋尿做检查。膀胱充盈后作为透声窗可更好地显示前列腺，减少前列腺疾病的漏诊。

（3）经直肠前列腺检查时，做超声检查前最好先排空大小便，以利于精囊疾病的诊断。

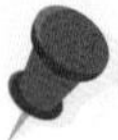

58. 做了超声检查对备孕有影响吗?

答: 超声波是一种机械波，是频率超过人耳听觉上限的声波。超声检查的原理是利用超声波而非电离辐射成像，超声波用于临床诊断疾病有几十年的历史。超声波只有在大剂量、高强度下对机体组织可瞬间产生损害作用，小剂量、低强度的超声波只有长时间照射才会对人体组织产生一些不良的后果。目前所用超声检查剂量均为安全剂量，对备孕无影响。

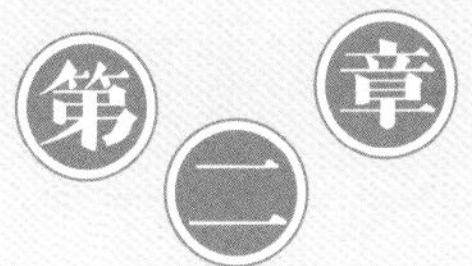

第二章 如何告别“男”言之隐

一、“男”题一：性功能障碍

在男科门诊中，经常可见到一些男性走进诊室时表情紧张、郁郁寡欢，询问他有什么问题，开口也是支支吾吾，这时有经验的医生心里便有了底，该患者八成是因为勃起功能障碍困扰而来。

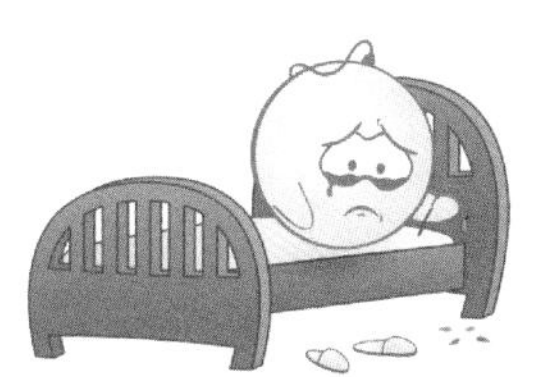

（一）“丁丁”硬不起来怎么办

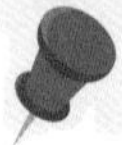

1. 什么是勃起功能障碍?

答：勃起功能障碍英文简写为ED，是指在性交过程中阴茎勃起硬度不足，不能插入阴道，或者插入阴道后不能射精即萎软，时间持续3个月以上。中医称为阳痿。需要说明的是偶尔出现不能勃起及插入，或者手淫时硬度不足不能称为勃起功能障碍。

2. 什么原因可导致勃起功能障碍?

答：导致勃起功能障碍的原因有很多，大体可以分为心理因素、血管因素、神经因素、内分泌因素、药物因素、创伤因素、发育异常及全身疾病等。人类的勃起功能受心理因素影响很大，只有在心情平和、兴奋或激动等正面情绪作用下神经冲动才能传导至阴茎，比较容易勃起。当受到恐惧、担心、焦虑、愤怒及沮丧等负面情绪影响时，人对性的兴趣大大降低，就会

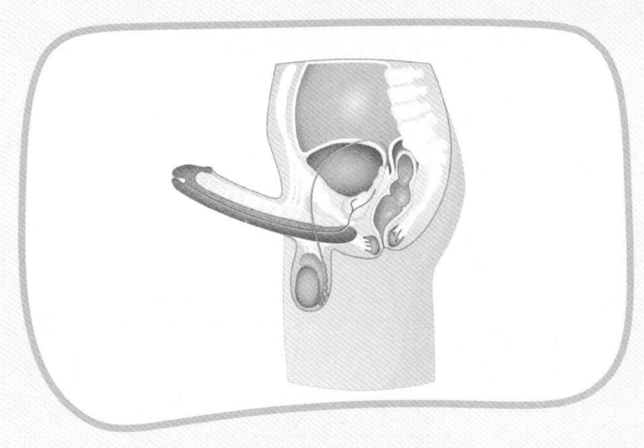

出现勃起困难或完全不能勃起。阴茎勃起受神经和血管支配，当遇到疾病（如糖尿病）、创伤（如骨盆骨折、脑外伤后遗症）或手术（盆腔或后腹膜手术）导致阴茎勃起神经或血管受损时，阴茎便无法勃起。糖尿病和高血压等疾病可导致血管硬化，血管腔变细，供血不足，阴茎勃起困难。糖尿病还可导致末梢神经受损，神经冲动传导受阻，进一步加重勃起功能障碍。吸烟可以引起小动脉收缩，加重勃起功能障碍。某些内分泌异常，如高催乳素血症、垂体瘤、先天性睾丸发育不良、肾上腺疾病、甲亢等，也可引起勃起功能障碍。某些药物，如抗高血压药、二甲双胍、非那雄胺（保列治）等可以降低性欲，导致勃起功能障碍。尿道下裂、尿道上裂、阴茎弯曲畸形、小阴茎、阴茎硬结症等也可导致阴茎勃起困难或阴茎畸形。全身疾病，如心、肝、肺、肾功能不全，恶性肿瘤等，可导致体质衰退，性欲减退及勃起困难。

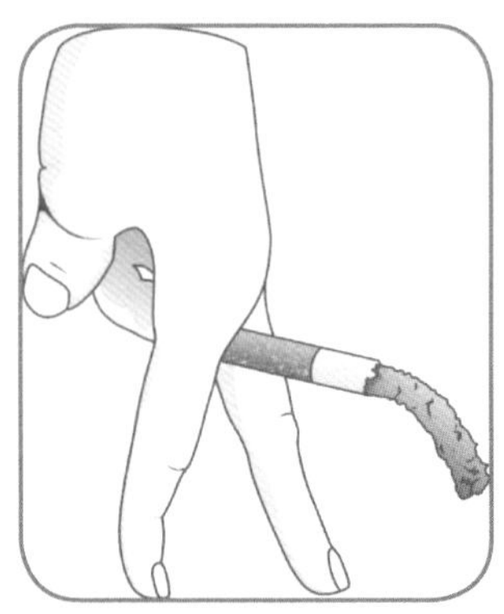

吸烟可以加重勃起功能障碍

3. 为什么说勃起功能障碍是慢性病?

答：一些患者存在勃起功能障碍，希望吃一段时间的药就能彻底治好，以后就不用再吃药了，实际只有少数患者，如只存在短暂的心理问题或病因明确又可以解除病因的患者，可以通过药物或手术达到治愈的效果。大部分血管、神经病变，糖尿病、高血压、创伤或手术后引起的勃起功能障碍可以说是一种慢性病，短时间内彻底治愈是不太现实的，需要长期服用药物来维持勃起功能。

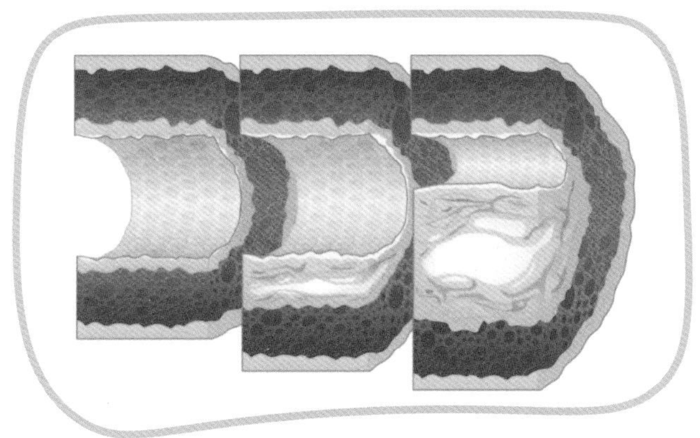

各种慢性病导致阴茎血管粥样硬化，管腔变细

4. 勃起功能障碍目前有哪些治疗方法？

答：勃起功能障碍传统治疗方法分为三线治疗。一线治疗包括心理治疗、一般治疗及药物治疗，对于心理性勃起功能障碍必须辅以心理治疗，减轻患者心理负担，增强其治疗信心。现在最常用、效果最好的治疗药物是5型磷酸二酯酶抑制剂（PDE5抑制剂），也就是我们常说的“伟哥”（枸橼酸西地那非片，Viagra）一类的药物。一线治疗还包括负压吸引治疗，将一个筒状玻璃管或亚克力管套在阴茎上，将筒内空气抽出，阴茎在负压作用下被动勃起，可改善阴茎血流，促进勃起功能恢复。二线治疗包括阴茎海绵体或尿道药物注射治疗，由于不方便操作，并有一定副作用，现临床使用较少。三线治疗为手术治疗，阴茎弯曲、阴茎海绵体硬结症等畸形比较严重的患者需要手术进行矫正，对于阴茎血管异常导致的勃起功能障碍可通过搭桥或分流等手术改善阴茎血流。但近年研究发现此手术远期效果不佳，已不推荐使用。对于顽固性勃起功能障碍可以考虑行手术装阴茎假体治疗，但费用昂贵，只有少数人适用。

PDE5 抑制剂可以使 80% 左右的勃起功能障碍患者得到有效治疗，同时再配合心理治疗、生活习惯的改善（比如戒烟、减肥、运动、控制血糖血脂等方法），治疗效果会进一步提高，只有少数患者需要手术安装假体治疗。因此，勃起功能障碍患者要对治疗有充分的信心。

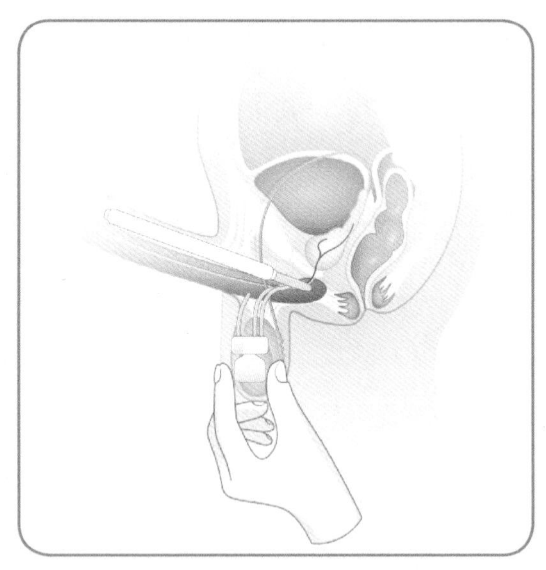

阴茎假体治疗勃起功能障碍

5. 勃起功能障碍可以彻底治好吗?

答：勃起功能障碍有心理性和器质性之分。大部分心理性勃起功能障碍可以通过心理治疗和药物治疗达到治愈的效果；对于器质性勃起功能障碍，如阴茎畸形、全身疾病、内分泌异常及肿瘤等所致的勃起功能障碍若这些器质性疾病可以治愈的话，勃起功能障碍有望完全恢复，但大部分器质性勃起功能障碍属于慢性病，需要长期用药治疗以维持勃起功能正常。特别是随着年龄的增长，血管弹性变差，管腔变细，神经功能减退，则更需要长期用药治疗。

6. 服用 PDE5 抑制剂有成瘾性吗?

答：成瘾性是指对某种药物或事物产生依赖，如果中断就会产生严重的不适，甚至是并发症，不进行干预可导致更严重后果。PDE5 抑制剂主要是通过扩张小动脉和海绵体平滑肌发挥作用，并没有成瘾性，只是中断后可能会导致勃起功能障碍复发，并不会产生依赖和不适。

7. PDE5 抑制剂有哪些副作用?

答：PDE5 抑制剂扩张小动脉和平滑肌，能明显增强阴茎勃起功能。由于全身各器官均有小动脉，且胃肠道主要由平滑肌组成，因此少数人服用后可出现头痛、肌肉酸痛、面部潮红、鼻塞、腹胀等副作用，但这些副作用比较轻微，发生后对身体也没有大的影响，停药一段时间后副作用会自然消失。另外，在使用 PDE5 抑制剂时可根据每个人的情况调整剂量和用法，或者几种 PDE5 抑制剂交替使用，以期达到最大使用效果并减少副作用。

8. 服用 PDE5 抑制剂有哪些注意事项?

答：第一，服用 PDE5 抑制剂有一条明确的禁忌证，就是高血压患者在服用硝酸酯类降压药时不能服用 PDE5 抑制剂，而服用其他类降压药的同时服用 PDE5 抑制剂是没有关系的。第二，在服药期间最好不要饮酒和高脂饮食。第三，服用 PDE5 抑制剂后没有性刺激或性生活，阴茎是不会自发勃起的，在服药期间要定期有性生活。第四，按需服药时，应至少提前半小时服药再进行性生活。

9. 服用 PDE5 抑制剂对生育有影响吗？

答：PDE5 抑制剂上市已有 20 余年时间，经过大量的实验研究和临床验证，没有发现PDE5 抑制剂对男性生殖系统有毒性，也未发现因服用 PDE5 抑制剂导致后代有健康问题。而且有研究发现，在取精前半小时到 1 小时服用 PDE5 抑制剂可提高精子活力。总体来说，PDE5 抑制剂对男性生育方面是没有影响的，在备孕期间可以服用 PDE5 抑制剂。

（二）“好”男人怎能“泄气”

10. 什么是早泄？

答：男性从第一次性交开始，往往在阴茎插入阴道之前或插入阴道后 1 分钟以内就射精，我们称之为原发性早泄；如果原来射精时间较长，后来逐渐或突然变短，通常少于 3 分钟，我们称之为继发性早泄。早泄发生后患者多不能控制射精时间，同时会对患者身心造成影响，如苦恼、焦虑、沮丧或躲避性生活等。还有一部分人，总是感觉持续时间不够长，或射精控制力不够强，但实际阴道内射精时间在正常范围内或长于正常时间，这种情况我们称之为主观性早泄，不是真正的早泄。

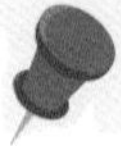

11. 男人为什么会早泄?

答：早泄主要由以下几个因素造成：①大脑中枢的神经递质紊乱：人的大脑中枢中有一种叫 5- 羟色胺（5-HT）的神经递质，它可以控制大脑射精的兴奋性，如果 5-HT 减少，大脑的兴奋性增高，容易导致射精。②阴茎头敏感性高：原发性早泄患者阴茎背神经分支比正常人多，兴奋性高，导致性交时阴茎比较敏感，更容易射精。③遗传因素：原发性早泄患者往往有家族史，他们的父亲、兄弟或儿子比一般人更容易发生早泄。④精神心理因素：心理因素和人际关系因素可能导致或加剧早泄，比如曾遭受性虐待，有情感表达障碍、抑郁，性伴侣之间有矛盾冲突等。⑤甲状腺疾病：甲亢可以导致继发性早泄，与原发性早泄无关。⑥生殖系统慢性炎症：据研究分析，约有一半的前列腺炎患者有射精过快的情况出现，继发性早泄的患者也常伴有前列腺炎症状，因此前列腺炎与继发性早泄有一定的关系。

12. 手淫会导致早泄吗？

答：一些男性在年轻时有手淫的习惯，这其中的小部分人手淫特别频繁，但又难以控制，往往产生焦虑和不安。适度手淫（一般每周不超过 3 次）对于男性来说不会产生影响，而且定期排出精液可以降低前列腺炎等疾病的发生率。比较严重的手淫（每天 1 次或 1 次以上）会使人沉溺于性刺激中，导致精神萎靡、身体疲劳、注意力不集中、对以后正常的性生活产生不良影响。另外，有些人在手淫时因怕周围人发现或追求性快感，习惯快速射精，久而久之会形成条件反射，导致射精时间变短、早泄。因此我们建议，男性在性生活缺乏时可以适度手淫，手淫时不要追求快速射精，可以采用挤压法进行行为训练，即快要射精时挤压龟头，抑制射精的感觉，射精感觉消失后再次刺激，反复 5 次左右再射精。

13. 早泄有哪些影响？

答：在性爱过程中，男女两性的兴奋曲线有很大的差别，男性可以快速勃起和插入，如果存在早泄可能 1~3 分钟就会射精。女性从性接触到兴奋需要 15~30 分钟的时间，阴道会分泌润滑液方便阴茎插入，在性交过程中女性会出现多次性高潮，而男性射精后阴茎变软，进入不应期，一般需要 15~30 分钟才能再次勃起。因此，早泄会导致双方性体验变差，男方不能满足女方的性需求，导致自信心下降和挫败感，甚至会遭到女方的埋怨或嘲笑。有些男性会逃避甚至会厌恶性生活，有些男性会因此有心理性勃起功能障碍。还有一些严重早泄的患者，在阴茎插入阴道前就射精，导致女方无法正常怀孕而影响生育。另外，早泄也可能导致夫妻关系不和谐，影响家庭和婚姻稳定。早泄还可能引起男性自卑和内向，社会交往和事业发展受到影响。

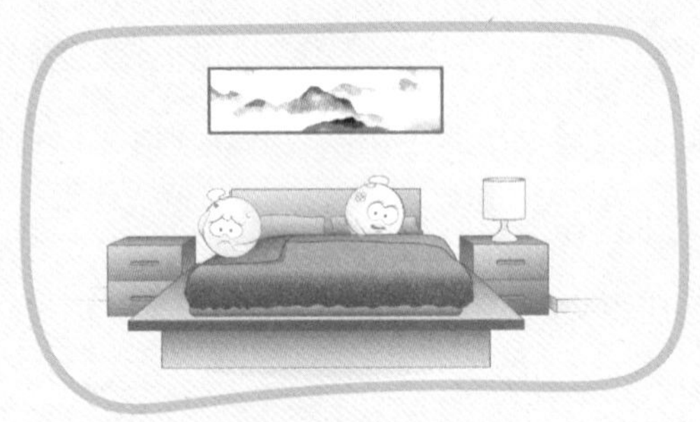

14. 早泄如何进行诊断?

答：早泄的诊断主要依靠病史和性生活史，详细询问病史即可区分原发性早泄和继发性早泄。为了更客观地评估早泄，目前有三种常用量表，分别是早泄简表（PEP）、早泄指数（IPE）和早泄诊断量表（PEDT），其中PEDT是使用最广泛的量表。有研究通过使用PEDT，发现中国人群早泄的发病率约为33.1%。除了要了解患者的病史外，患者还要进行必要的体格检查，包括第二性征和外生殖器检查，还要排除其他慢性病、内分泌疾病等。实验室检查主要包括阴茎神经电生理检查和阴茎生物感觉阈值测定，对于诊断早泄有一定意义。

早泄诊断量表（PEDT）

问　题	0分	1分	2分	3分	4分
性交时想推迟射精有多大困难?	没有困难	有点困难	中等困难	非常困难	完全无法推迟
射精是否经常发生在想射精之前?	（几乎）没有	不经常	约五成	多数时候	几乎/总是
是否受到很小的性刺激就会射精?	（几乎）没有	不经常	约五成	多数时候	几乎/总是
是否对过早射精感到沮丧?	完全没有	有点	一般	很	非常
射精时间造成伴侣不满意，你对此担心吗?	完全没有	有点	一般	很	非常

15. 早泄如何治疗？

答：早泄的治疗原则主要是延长射精时间、提高对射精的控制能力，同时还要注重对患者及其伴侣的心理疏导。目前有以下几种方法治疗早泄。

（1）口服药物：包括5-羟色胺选择性重摄取抑制剂（SSRIs）和5型磷酸二酯酶抑制剂（PDE5抑制剂）。

（2）外用药物：局部麻醉剂可降低阴茎头敏感性，延长射精时间，一般要求性生活前半小时将外用药物涂于阴茎上，性生活时擦洗掉再插入阴道，或者戴避孕套。

（3）心理治疗：分析与早泄相关的心理因素，针对不同的因素进行疏导，必要时请心理医生对患者进行治疗，帮助患者掌握延迟射精的性技巧，增加性自信，消除性交焦虑；同时通过心理治疗使患者及其性伴侣对早泄有一个正确的认识，树立信心，增进双方感情与提高性生活中的配合度。

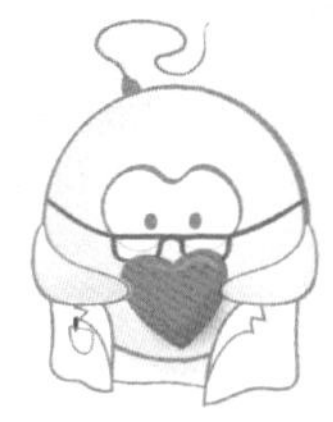

（4）手术治疗：早泄的手术治疗主要指阴茎背神经选择性切断术，是对上述治疗方法效果不佳时的一种补充，而不是替代。该手术主要针对原发性早泄患者，且要求早泄患者有稳定的性伴侣、规律性生活6个月以上，心理状态稳定，勃起功能正常，阴茎神经电生理检查兴奋性升高，手术治疗意愿强烈。

16. 如何正确认识早泄的药物治疗？

答：许多早泄患者对治疗往往抱有错误的认识：治疗一段时间可以彻底治好，就不需要再用药了；或者担心药物治疗会产生依赖性而不用药导致早泄更严重。要认识到早泄是一个慢性和长期的过程，大多数原发性早泄的患者需要长期用药改善症状，继发性早泄患者如果能去除病因，可以治愈并摆脱药物，同时通过治疗可以减轻患者心理负担，增强信心并改善人际关系。目前治疗早泄的药物都是安全的，虽有一定副作用，但都很轻微，对健康不产生影响，更不会产生依赖性或成瘾性，只是停药后早泄有可能复发。另外，对于有生育要求的早泄患者也可以用药。目前还没有研究表明会因为应用治疗早泄的药物导致不能生育或影响后代健康。如果仍不放心，可以在女方怀孕后再进行早泄的药物治疗。

17. 有什么方法可以避免早泄或减轻早泄的症状？

答：患者早泄，多数是因为其中枢神经或阴茎神经敏感性增高，或者伴有前列腺炎等情况，因此可以用一些小技巧来缓解早泄的发生。

（1）定期射精：长时间不射精可导致中枢兴奋性增强而更容易射精，如果有条件，可以每周性生活 1~3 次，如果性伴侣不在身边，也可以定期手淫射精。定期射精对缓解前列腺炎也有一定好处。

（2）转移注意力，降低兴奋性：在性交的过程中可以放一些舒缓的音乐或电视，放松身心，不要过于紧张，不要将精神完全集中于生殖器官。

（3）改变体位：性交过程中，如果男性处于主动体位，更容易诱发射精，这时可以改成女性在上位，使男性处于放松体位，可以延缓射精。

（4）自我训练：有两种训练方法，一种方法是使用挤压法进行自我控制，手淫时有射精冲动时挤压龟头，或者在性交时挤压尿道，减轻射精冲动，反复 5 次左右再射精；另一种方法是盆底肌训练，也称为凯格尔训练法，平时在放松的时候（站立位、坐位或平卧位均可）收缩臀部和肛门括约肌 5~6 秒，放松 5 秒，反复 15~20 次为一组，每日 5 组以上。通过自我训练可以在一定程度上延长射精时间，增强射精力度。

（5）延长前戏时间：女性的性唤起时间明显长于男性，为了改善女性的性体验，男性勃起后不要急于插入，可以先进行亲吻、抚摸，刺激阴蒂，使女性进入兴奋期，阴道会分泌较多

润滑液体，这时再慢慢插入，控制节奏，最终使双方均获得性满足。

（6）不要在疲劳、饮酒、喝咖啡或浓茶后进行性生活：疲劳时人对身体的控制力减弱，饮酒、喝咖啡或浓茶后大脑兴奋性增高，容易出现早泄，因此，有上述情况时最好不要进行性生活。

（7）用避孕套或二次排精法：厚避孕套可以在一定程度上降低阴茎头敏感性，延长射精时间。男性早泄基本上都发生在第一次性交，如果连续进行第二次性交，射精时间会明显延长，但连续两次或两次以上性交并不是我们推荐的方法，这要根据个人情况量力而行。

（三）久而不射是为何

18. 什么是不射精症？

答：性生活或手淫时阴茎可以勃起，但是不能达到性高潮，也没有精液射出，称为不射精症。不射精症也分为两种，一种是手淫或特殊手法可以射精，但插入阴道后不能射精，称为不完全性不射精症；另一种是手淫或插入阴道后均不能射精，称为完全性不射精症。两种不射精症均可在夜间睡眠时有遗精。

19. 为什么会出现不射精症？

答：人类和哺乳动物大脑内有射精中枢，射精由大脑射精中枢进行控制，当性兴奋达到一定程度时，射精中枢发出射精指令，产生射精冲动，我们称之为射精阈值。每个人的射精阈值是不同的，当阈值过低时会导致早泄，当阈值过高时不易射精。

不完全性不射精症最常见的原因是在有性生活前有较长时间的手淫，导致大脑和阴茎适应了手刺激模式，对阴道刺激不敏感。也有少部分人是由大脑射精中枢阈值偏高、性兴奋度不够或女性阴道松弛引起。完全性不射精症多数是由于大脑射精中枢阈值较高，难以达到性高潮和射精，少数人可能与慢性酒精中毒、脑部疾病、外伤或腹部手术有关。

20. 不射精症可导致什么问题？

答：不射精症使性生活不能达到性高潮，缺乏性欣快感和满足感，久之会对性生活产生厌倦。更重要的一点是不射精症可导致不育，影响家庭幸福和夫妻和谐，严重时可能导致夫妻离异。

21. 不射精症怎么治疗？

答：不射精症现在缺乏有效的治疗药物，中枢兴奋药物如麻黄碱可以使一部分患者达到射精目的，但是麻黄碱这一类药物具有成瘾性，已被列为管制药品，不能轻易使用。少部分手淫比较频繁的患者停止手淫后不射精症可以改善。另外，如果女性伴侣阴道松弛，也可以进行盆底肌训练或阴道缩窄手术来改善性交体验，对部分不完全性不射精症有一定效果。为了解决生育问题，不完全性不射精症患者可以通过手淫将精液射出，再注入伴侣的阴道内来达到生育的目的，或者到医院进行夫精人工授精。对于完全性不射精症患者，可以进行直肠前列腺按摩或直肠电刺激诱发射精，如果精液质量较好，则可以进行人工授精；如果精液量少或精子质量不太好，可以直接行试管婴儿治疗；如果上述方法无效，最后可以通过睾丸穿刺获取精子进行试管婴儿治疗。

（四）精液也会误入“歧途”

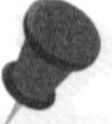

22. 什么是逆行射精?

答：性生活或手淫时阴茎可以勃起，能达到性高潮，但是没有精液射出体外或射出精液量极少，精液逆流进入膀胱，称为逆行射精。逆行射精的最终诊断依据是将手淫或性交达到性高潮后立即排出的尿液进行离心检查发现有精子。三次检查中只要有一次发现有精子即可诊断。

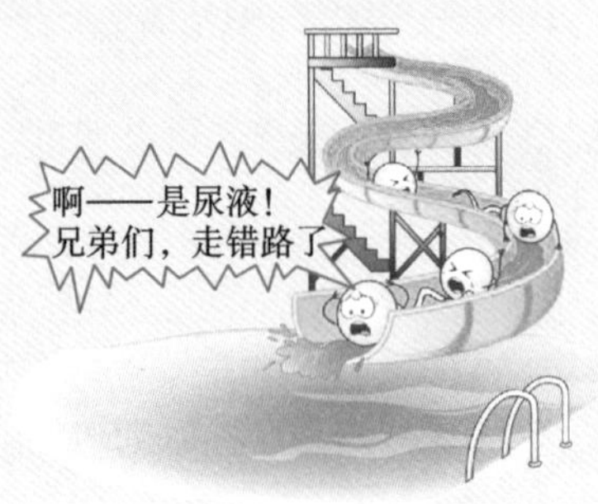

23. 为什么会出现逆行射精?

答：人类在性兴奋阴茎勃起时，射精管、精囊及前列腺的平滑肌节律收缩蠕动，精子、附睾液、精囊液及前列腺液被排

入后尿道，当性高潮时盆底肌及球海绵体肌强力收缩，将精液挤出尿道排出体外。这时候膀胱出口是关闭的，尿液不能流出，精液也不能进入膀胱，这个过程需要神经的精确控制。如果某些原因导致盆腔神经控制失灵，射精时膀胱出口不能完全关闭，精液就会向压力低的部位流动，进入膀胱而导致逆行射精。

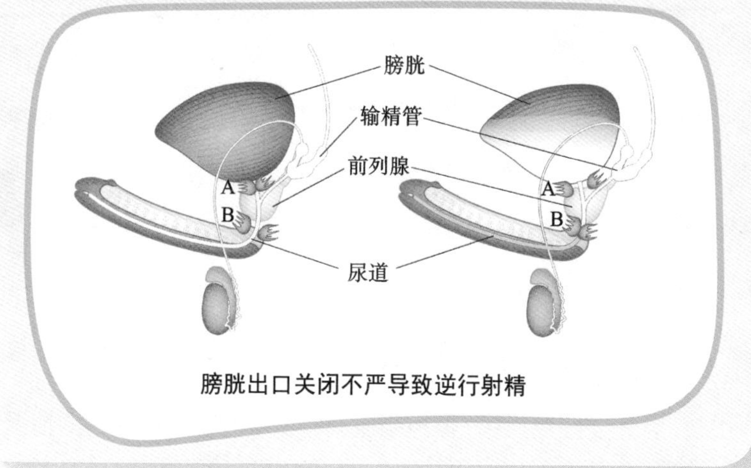

膀胱出口关闭不严导致逆行射精

24. 哪些原因可以导致逆行射精?

答：逆行射精最常见的原因是糖尿病，糖尿病可以损害人体的末梢神经，使射精不能得到精确控制。因此，如果男性出现射精量减少或无精液时要检查空腹血糖，排除糖尿病。其次的原因是后腹膜或盆腔手术导致控制射精的神经受损。膀胱、后尿道或前列腺手术也是导致逆行射精的原因。还有少数原因是先天性膀胱后尿道发育异常，膀胱出口关闭不紧等。

25. 逆行射精可导致什么问题?

答：逆行射精是由糖尿病等器质性疾病引起的，是身体健康问题的一个信号，要引起足够重视。逆行射精导致精液无法排出体外进入阴道，不能正常生育。部分逆行射精患者还可能合并勃起功能障碍，性生活质量受到影响，影响家庭幸福。

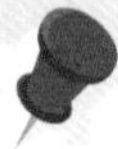

26. 逆行射精怎么治疗?

答：逆行射精多数是由器质性疾病引起的。如果由糖尿病引起，首先要控制血糖，但控制血糖也很难改变逆行射精的情况，一般药物治疗效果也不佳，最重要的是获得精子使女方受孕。因此，首先患者应在性高潮后排尿，将尿液离心检查找出精子。但是由于尿液偏酸性并且尿液渗透压较高，进入尿液的精子很快会失去活力，在取精前需要患者提前一天开始服用小苏打碱化尿液，取精当天排掉晨尿，服用小苏打后再饮水 500 ml，半小时后手淫或性交，有性高潮后立即排尿，从尿液中分离收集精子，用培养液对精子进行洗涤后进行人工授精或试管婴儿治疗。

二、“男”题二：生殖系统感染

36 岁的黄先生最近发现自己的晨尿与平时不太一样，每次尿液表面总是有一层细小的泡泡，看起来不太正常，他觉得是自己的身体出现了问题。尿液表层出现小泡泡，是哪里出现了问题？

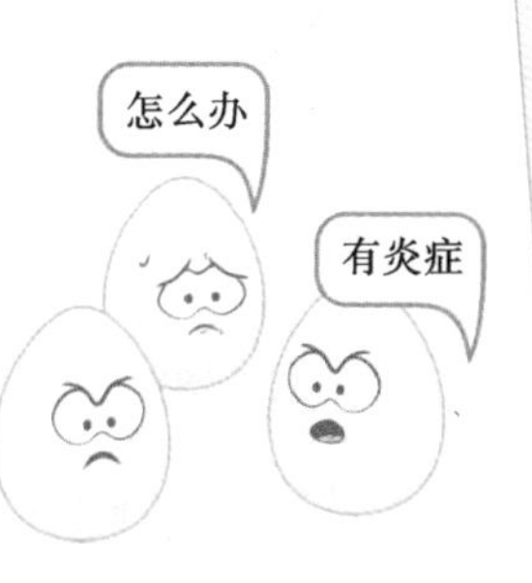

（一）前列腺炎的无“后”谎言

27. 前列腺炎的发病概况及分型如何？

答：前列腺炎是成年男性常见病，在泌尿外科 50 岁以下男性患者中占首位。尽管前列腺炎的发病率很高，但其病因仍不是很清楚，尤其是慢性非细菌性前列腺炎。前列腺炎在治疗方面以改善症状为主。

1995 年美国国立卫生研究院（NIH）制定了一种新的前列

腺炎分类方法。Ⅰ型：相当于传统分类方法中的急性细菌性前列腺炎。Ⅱ型：相当于传统分类方法中的慢性细菌性前列腺炎。Ⅲ型：慢性前列腺炎/慢性盆腔疼痛综合征。Ⅳ型：无症状性前列腺炎。其中Ⅲ型前列腺炎最为常见。

28. 前列腺炎有哪些症状?

答：Ⅰ型前列腺炎常突然发病，表现为寒战、发热、疲乏、无力等全身症状，伴有会阴部和耻骨上疼痛，可有尿频、尿急和直肠刺激症状，甚至急性尿潴留。

Ⅱ型和Ⅲ型前列腺炎临床症状相似，包括排尿症状，疼痛和神经精神症状，统称为前列腺炎症候群。

（1）排尿症状表现为尿频、尿急、尿痛、排尿不畅、尿线分叉、尿后沥滴、夜尿次数增多，尿后或大便时尿道流出乳白色分泌物等。

（2）疼痛表现极其复杂，疼痛一般位于耻骨上、腰骶部及会阴部，放射痛可表现为尿道、精索、睾丸、腹股沟、腹内侧部疼痛，向腹部放射而酷似急腹症，沿尿路放射而酷似肾绞痛，往往导致误诊。其中会阴部、下腹部、睾丸、阴茎疼痛及射精痛是慢性前列腺炎典型的特征。

（3）神经精神症状常表现为焦虑、抑郁、紧张、恐惧，出现明显精神心理改变，也可出现性心理异常，性欲减退、痛性勃起，射精痛，甚至勃起功能障碍。

Ⅳ型前列腺炎无临床症状，仅在有关前列腺的检查时会发现炎症证据。

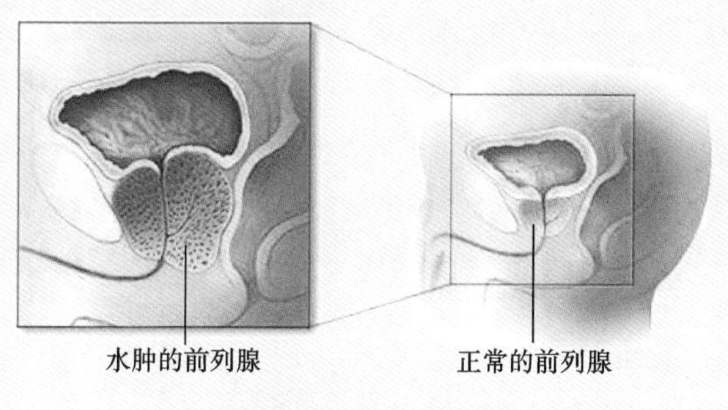

急性前列腺炎使前列腺肿大

29. 前列腺炎怎么治疗?

答：前列腺炎的治疗目标是减轻症状、提高生活质量。

Ⅲ a 型前列腺炎推荐先应用抗生素 2~4 周，同时应用 α 受体阻滞药、非甾体抗炎药及镇痛药，也可应用 M 受体阻滞药以及植物制剂。选用中医药、前列腺按摩等手段作为辅助治疗。

Ⅲ b 型前列腺炎推荐以 α 受体阻滞药（至少使用 3 个月）、

非甾体抗炎药及镇痛药（口服或局部用药）、地西泮（以上三类药联合称三联疗法）治疗为主，植物制剂、M 受体阻滞药、中医药及前列腺按摩为辅，必要时进行心理治疗以及应用抗抑郁药和抗焦虑药。

30. 前列腺炎有特效药吗?

答：前列腺炎并没有特效药，不同病因导致的前列腺炎，选择药物治疗的方式也有差别。药物主要作用方式如下。

（1）抗生素或抗菌药物的抗感染作用。要针对具体患者不同的病情选择用药。根据药物的临床药理特点选择用药，选择的药物应能在前列腺内达到有效浓度。

（2）α 受体阻滞药治疗排尿症状。α 受体阻滞药能使紧张的膀胱颈及前列腺组织松弛，降低尿道闭合压，消除排尿时前列腺内尿液反流的情况，改善排尿功能，从而缓解前列腺炎患者的排尿异常症状。

（3）非固醇类抗炎药物，可明显缓解前列腺炎患者的疼痛症状。

31. 患前列腺炎影响生育吗？

答：细菌性前列腺炎影响精液质量，会造成男性不育，但治愈后可恢复；非细菌性前列腺炎对生育未发现有明显影响，但若患者心理压力过大，引起精神症状，可造成性欲减退、痛性勃起、射精痛，甚至勃起功能障碍和早泄，会对生育有影响。

32. 前列腺炎患者的日常注意事项有哪些？

答：（1）长期坚持配合治疗，治疗期间不要随便换药或更换治疗方法，因为症状的缓解常需要一段时间。早期治疗一般要维持 2 周以上，某些感染的疗程为 8 ～ 12 周。

（2）规律性生活，不要频繁手淫。避免性生活过少或不洁性交。

（3）正确认识前列腺炎，保持良好的心态，减轻心理压力，带着症状正常生活和工作。

（4）多喝水，勤排尿，保持大便通畅。

（5）忌烟酒，不吃辛辣刺激性食物。

（6）忌久坐，避免长时间骑车，坚持运动锻炼，最好是进行慢跑加更多其他锻炼，但避免剧烈运动。

（二）“蛋疼”的睾丸炎

33. 睾丸炎的发病因素有哪些？

答：睾丸有丰富的血液和淋巴液供应，对感染的抵抗力较强。睾丸炎临床较少见，通常由细菌和病毒引起。细菌性睾丸炎常见的致病菌是葡萄球菌、链球菌、大肠杆菌等。病毒可以直接侵犯睾丸，最多见的是急性腮腺炎性睾丸炎，大约 20% 的腮腺炎患者合并睾丸炎，由腮腺病毒感染所致，可造成睾丸生精上皮受到不可修复的损害，最终使睾丸萎缩，甚至丧失生育能力。

34. 睾丸炎有哪些临床表现？

答：（1）急性睾丸炎可出现寒战、高热，睾丸肿胀疼痛、质地硬、触痛明显，严重时形成脓肿。

（2）慢性睾丸炎起病缓慢，睾丸逐渐肿大、质硬而表面光滑，睾丸坠胀，有轻度触痛。

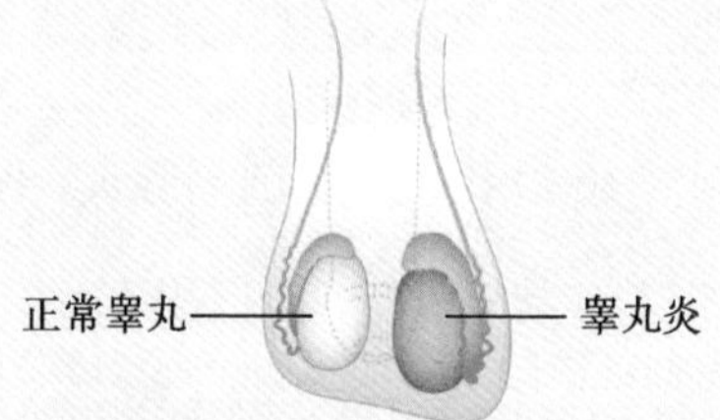

急性睾丸炎表现为睾丸肿大

（3）发生病毒性睾丸炎，有时可见到腮腺肿大与疼痛现象。

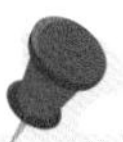

35. 睾丸炎怎么治疗?

答：（1）一般措施：适当营养，卧床休息，避免性生活和体力劳动，局部热敷有助于缓解疼痛。抬高阴囊及睾丸可减轻不适感。

（2）药物治疗：重视导致睾丸炎的病因，并根据病原菌培养结果，选择使用敏感的抗生素。疼痛剧烈时用镇痛药效果不佳者，可做患侧精索封闭。

（3）手术治疗：急性睾丸炎可采用睾丸切开减压治疗，这对缓解症状和降低睾丸萎缩的发生率有一定效果。

36. 睾丸炎有哪些危害?

答：（1）诱发严重疾病，如静索炎、前列腺炎、内分泌疾病、肾炎等肾脏疾病、泌尿系统感染性疾病等。

（2）导致男性性功能下降，甚至完全丧失性功能。

（3）导致少精、无精，丧失生育能力，并且可将炎性病原体传染给配偶，造成女性患妇科疾病。

（4）睾丸疾病久治不愈，形成脓肿。

（三）“蛋疼”还有附睾炎

37. 附睾炎的病因有哪些?

答：附睾炎是中青年人的常见疾病，常继发于后尿道炎、前列腺炎、精囊炎。年轻（<35 岁）的患者附睾感染可继发于淋菌性尿道炎及非淋菌性尿道炎，淋球菌及沙眼衣原体是这类患者较常见的病原体。儿童及年龄较大（>35 岁）患者的感染多由常见的尿道致病菌引起。

附睾炎症多从附睾尾部开始，蔓延至附睾体部和头部，侵及睾丸时，引起附睾 - 睾丸炎。继续发展则形成附睾脓肿，纤维化后则导致附睾管腔阻塞。慢性附睾炎可为急性炎症的延续或由感染较轻而逐渐转变而来。

38. 附睾炎有哪些临床表现?

答：临床上分为急性附睾炎和慢性附睾炎两类。

（1）急性附睾炎：突然高热，白细胞数升高，患侧阴囊胀痛、有沉坠感，下腹部及腹股沟部有牵扯痛，站立或行走时疼痛加剧。患侧附睾肿大，有明显压痛。炎症范围较大时，附睾和睾丸均有肿胀，两者界限触摸不清，称为附睾 - 睾丸炎。患侧的精索

增粗，亦有压痛。一般情况下，急性症状可于一周后逐渐消退。

（2）慢性附睾炎：较多见，部分患者因急性期未能彻底治愈而转为慢性，但多数并无明确的急性期。炎症多继发于慢性前列腺炎或损伤。患者常感患侧阴囊隐痛，有坠胀感，疼痛常牵扯到下腹部及同侧腹股沟，有时可合并继发性鞘膜积液。检查时附睾常有不同程度的增大、变硬，有轻度压痛，同侧输精管可增粗。

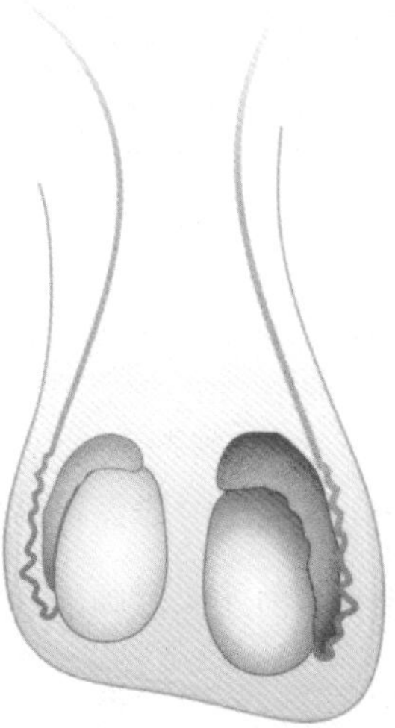

急性附睾炎表现为附睾肿大

39. 附睾炎怎么治疗？

答：急性附睾炎的治疗如下。

（1）一般处理：患者卧床休息，应用阴囊托或自制的软垫托起阴囊可减轻症状。疼痛剧烈者可用镇痛药，局部热疗可缓解症状，并可促进炎症消退。但过早使用热疗可加重疼痛，并有促进感染扩散的危险。所以早期宜用冰袋局部冷敷。性生活和体力劳动可加重感染，故应避免。

（2）抗菌药物：应选择细菌敏感的药物，通常静脉给药 1 ~ 2 周后，口服抗菌药物 2 ~ 4 周，预防转为慢性炎症。

（3）抗菌药物治疗无效的处理：疑有睾丸缺血者，应行附睾切开减压，纵行或横行多处切开附睾脏层鞘膜，但要避免伤及附睾管。

慢性附睾炎的治疗：慢性附睾炎单纯应用药物治疗效果不一定理想，除应用抗菌药物外，行局部热敷等物理治疗也是很有必要的。对于多次反复发作，不再考虑生育者，可考虑做附睾切除术。

对于慢性附睾炎造成的梗阻性无精子症不育患者，可行附睾 – 输精管吻合术再通输精管管道或者直接附睾或睾丸穿刺取精行试管婴儿治疗。

40. 附睾炎会导致不育吗？

答：少数患者附睾炎症迁延不愈可转为慢性附睾炎，双侧附睾炎可能引起不育，原因可能与以下因素有关：①附睾炎累及睾丸可能引起睾丸萎缩及生精功能的破坏；②附睾管堵塞引起梗阻性无精子症；③附睾 - 睾丸炎诱导抗精子抗体的生成。

（四）让精液“色变”的精囊炎

41. 精囊炎的发病概况如何？

答：精囊炎发病年龄多在 20~40 岁，以血精为主要临床表现。精囊炎多与前列腺炎一起发生，要严格区分前列腺炎与精囊炎有时比较困难。精囊炎多由细菌经后尿道沿射精管逆行感染或因附睾炎的细菌沿输精管侵入精囊所致。

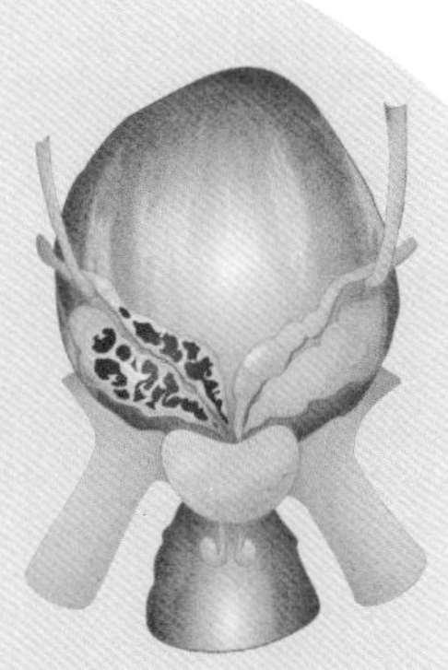

精囊位于膀胱后下方

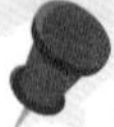

42. 精囊炎有哪些临床表现?

答：精囊炎以血精为主要临床表现，但有急性和慢性之分，个体差异大，临床表现不尽相同。

（1）血精：表现为射精时，精液呈粉红色或红色，带血块。

（2）疼痛：急性者可见下腹部疼痛，并牵涉到会阴和两侧腹股沟。慢性者则可出现耻骨上区隐痛，并伴会阴部不适。疼痛症状在射精时明显加剧。

（3）尿频、尿急、尿痛：急性者尿急、尿痛症状明显，并可见排尿困难。慢性者以尿频、尿急，并伴排尿不适、有灼热感较为明显。

（4）其他症状：可有发热、恶寒、寒战，此为急性精囊炎所见的全身症状。血尿也是急性精囊炎的表现之一。而射精疼痛、性欲低下、遗精、早泄在慢性精囊炎者中较为常见。

43. 精囊炎怎么治疗?

答：（1）选用敏感、足量、有效广谱抗生素控制炎症。

（2）适当锻炼，增强体质，提高机体抵抗力，生活规律，忌烟、酒及辛辣刺激性食物；不宜长时间骑车和久坐，每隔一段时间应站起来活动一会儿。

（3）避免性生活过多，以减轻性器官充血程度。

（4）做好患者的思想工作，消除患者顾虑，尤其是血精患者的顾虑，增强其战胜疾病的信心。

44. 精囊炎是否影响生育?

答：精液组成中有大约 60% 的液体由精囊分泌，而且精囊液中含有果糖等物质，为精子提供能量和营养。精囊炎可导致精液中白细胞增加、酸碱度改变及精液量改变，同时果糖及其他营养物质明显减少，导致精子的浓度及存活率降低，精子质量下降，最终影响男性生育能力。

（五）让小便刺痛的尿道炎

45. 尿道炎有哪些病因？

答：（1）与性生活有关，不洁性生活易引起尿道炎。

（2）尿道梗阻：如包皮口狭窄、尿道外口狭窄、尿道狭窄、后尿道瓣膜、尿道肿瘤等，会导致排尿不畅，尿液积存于尿道内继发尿道炎。

（3）尿道内异物：自外界放入的异物或尿道内结石等，停顿稍久即可导致尿道炎。

（4）尿道损伤：尿道器械检查引起的尿道黏膜擦伤，可破坏尿道黏膜防御功能，导致细菌感染。

（5）邻近器官炎症，如前列腺炎、精囊炎等可蔓延到尿道，常为慢性后尿道炎的顽固病灶。

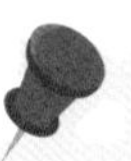

46. 尿道炎有哪些临床表现？

答：尿频、尿痛、尿急和血尿，急性期男性可有尿道分泌物，初始为黏液性，后多有脓性分泌物。女性则少有分泌物，转为慢性时表现为尿道刺痛和排尿不适，尿道分泌物减少，呈稀薄浆液状；急性发作时耻骨上区和会阴部有钝痛，可见尿道口发红，有分泌物。

47. 尿道炎怎么诊断？

答：根据病因、临床表现和实验室检查可明确诊断。

实验室检查包括如下项目：①尿常规检查，可见白细胞计数增高或呈脓尿，伴有红细胞增多，少数呈肉眼血尿。②尿道或阴道分泌物涂片检查，淋菌性尿道炎可见细胞内或细胞外淋球菌，非特异性尿道炎可行分泌物或前尿道拭子培养，见大量细菌生长，分泌物涂片及培养均未发现细菌者，即有支原体、衣原体感染的可能，可行特殊方法培养或做 PCR 检查。③慢性尿道炎需行尿道膀胱镜检查，以明确发病的原因，有时可用金属尿道探子试探尿道内有无狭窄，必要时行尿道造影，急性期尿道内忌用器械检查。

48. 尿道炎有哪些不良结果?

答：男性患者的并发症有附睾炎、前列腺炎、精囊炎等。

尿道内感染可直接蔓延到膀胱或前列腺而引起膀胱炎或前列腺炎。

急性尿道炎若处理不当可并发尿道旁脓肿，脓肿可穿破阴茎皮肤形成尿道瘘。

在尿道炎症愈合过程中纤维化则可引起尿道狭窄。

49. 尿道炎怎么治疗?

答：（1）应用抗生素：可行尿液/分泌物培养检查和药物敏感试验。应根据病原菌的种类及对药物的敏感性有针对性地选用抗生素，并应遵医嘱用药，防止急性尿道炎转为慢性。

（2）辅助治疗：注意休息，不憋尿，急性期应多饮水，以增加尿量，尿液对尿道有冲洗作用；有尿频、尿急及尿痛时，可服用对症药物，并除去引起尿道炎的各种诱因；性传播疾病所致的尿道炎，男女双方应同时治疗，治愈前避免性生活。

（3）局部治疗：适用于慢性尿道炎。急性期禁忌使用局部治疗。局部治疗包括尿道扩张术、尿道内灌注药物、内镜电灼术等。

三、“男”题三：遗传和先天性异常

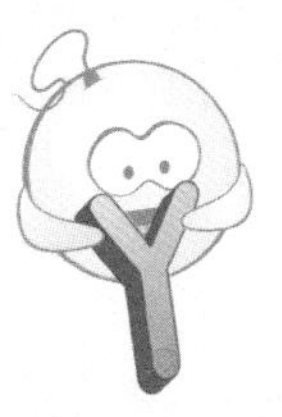

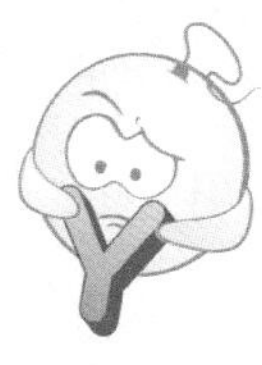

小王是单位骨干，工作勤奋认真，表现突出，30岁就升为公司中层管理人员，前途一片光明。婚后其父母一直叮嘱他尽早要个孩子，但是妻子迟迟不能怀孕。近期夫妻俩到医院做了全面检查，发现小王患有无精子症，AZFc区缺失，妻子并没有什么问题。

（一）克氏综合征者请不要绝望

50. 什么是克氏综合征？

答：克氏综合征（Klinefelter征），又称为精曲小管发育不全，是一种由染色体核型异常引起的先天性疾病。正常男性染色体核型为46，XY；而克氏综合征者核型为47，XXY；也就是比正常男性多一条X染色体。克氏综合征主要会影响男性睾丸发育及由此带来的一系列问题。

51. 克氏综合征对身体有危害吗?

答：克氏综合征患者的睾丸很小而且硬；绝大多数患者成年后睾丸不能产生精子，而且睾丸分泌睾酮减少。患者在出生时和儿童期与正常人没有什么差别，一旦到青春期则会表现出一定特征，如睾丸小、阴茎发育小、阴毛及胡须少、喉结小，即男性第二性征不明显。约1/4的患者会有智力发育迟缓等问题。

52. 克氏综合征会导致不育吗?

答：克氏综合征会导致不育，主要由无精子症引起，极少数患者会在精液中发现少量精子或通过睾丸取精手术找到极少量精子。无论是否能发现精子，克氏综合征患者都无法使女方自然怀孕；如果能找到极少量正常精子，可以通过第二代试管婴儿技术来尝试生育下一代。如果无法获得精子，则建议使用精子库的精子进行人工授精。

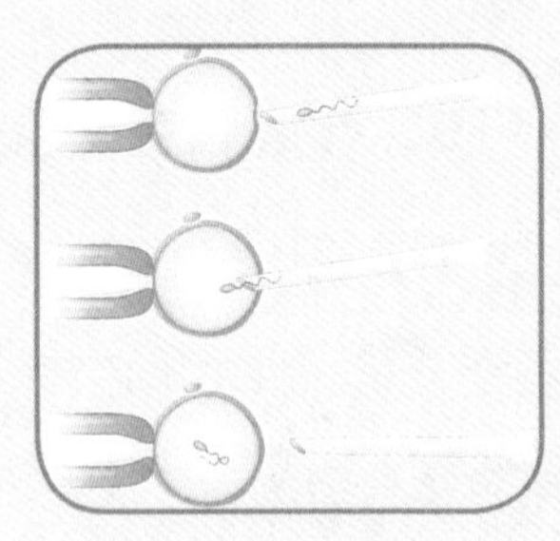

卵胞质内单精子注射技术

53. 克氏综合征怎样治疗？

答：克氏综合征的治疗分为两个方面：第一是对不育的治疗，包括获取精子的治疗及后续的辅助生殖治疗，如果无法获取到精子，则建议使用供精；第二是补充外源性雄激素制剂，提高血睾酮浓度，维持男性特征及性功能等。

54. 我的染色体问题会遗传给我的孩子吗？

答：如果克氏综合征患者能有幸获得精子，那么随之而来的担忧就是：我的染色体问题会遗传给我的孩子吗？根据《男性生殖遗传学检查专家共识（2015 版）》提供的数据，克氏综合征患者产生的精子中性染色体核型异常的比例低于 5%。所以，如果通过显微取精的方式可以获得精子，那么这些精子中大部分性染色体是正常的。当然，产前筛查是必须做的。在孕 12~16 周时做无创产前诊断（检测母血中胎儿游离的遗传物质）能发现大部分性染色体异常，最终确诊的金标准仍然是孕 18~20 周时行羊水穿刺。如果确定胎儿性染色体异常，是否终止妊娠尚无定论，在国外，产前发现的克氏综合征胎儿中 70% 被流产。

（二）男性不育元凶——AZF 微缺失

55. AZF 是什么？

答：AZF 是 azoospermia factor 的英文缩写，翻译成中文为无精子因子，是位于男性特有的 Y 染色体长臂上主导精子形成的基因或基因簇，根据位置的不同分为 AZFa、AZFb 和 AZFc 区等。AZF 缺失会导致精子异常或无精子症。

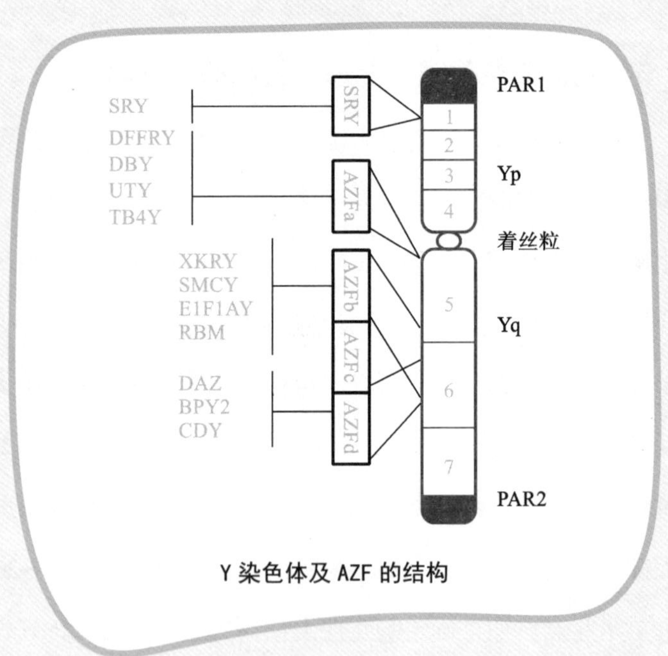

Y 染色体及 AZF 的结构

56. AZF 缺失有什么影响？

答：AZF 主要参与并主导精子生成，AZF 缺失会造成各种精子异常。AZFa 区或 AZFb 区缺失会造成无精子症；AZFc 区缺失表现多样，精子可基本正常，也可造成无精子症。如果存在联合缺失，基本上都会表现为无精子症。

57. AZF 缺失能治疗吗？

答：AZF 缺失属于先天性疾病，目前无法根治。其带来的生育问题主要看能否通过各种方法获取到精子，如果能获取到精子，可以尝试通过辅助生殖技术生育下一代；如果无法获取到精子，则建议使用供精做人工授精。

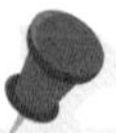

58. AZF 缺失会遗传吗？

答：大部分 AZF 缺失患者因为无法找到精子而没法生育自己的后代，所以不会遗传。少部分患者通过各种治疗手段获取到精子后进行了试管婴儿，这就涉及子代遗传问题。AZF 区域位于 Y 染色体，所以男孩 100% 会遗传，建议通过第三代试管婴儿技术先对胚胎进行检测，选择女性胚胎进行移植生育女儿，避免后代出现生育问题。

（三）影响嗅觉的卡尔曼综合征

59. 卡尔曼综合征对身体有影响吗？

答：卡尔曼综合征有两个特征：①血液中促性腺激素水平低；②合并有嗅觉缺失或减退。其根源在于大脑内的下丘脑出现病变，引起性腺轴连锁反应，不能启动青春期，使得青春期发育延迟，影响性腺功能。男女均可患此病。

60. 卡尔曼综合征如何有效地治疗?

答：需要长期补充促性腺激素，也就是行人绒毛膜促性腺激素（HCG）和人类绝经期促性腺激素（HMG）注射治疗。大部分患者经过治疗后会恢复性腺功能，部分男性患者可以产生精子。现在更为先进的治疗方法是使用便携式输注泵进行促性腺激素释放激素（GnRH）脉冲治疗，但价格偏贵。对于没有生育要求者，可直接给予雄激素治疗，但是其嗅觉功能不能改善。

61. 卡尔曼综合征患者能生育下一代吗?

答：通过相应激素的维持治疗，部分患者可以产生精子进而自然生育或采取辅助生殖技术生育。有一定的遗传性，但遗传方式复杂，一般不建议做第三代试管婴儿治疗。

（四）先天性输精管缺如也能生

62. 输精管怎么会缺失呢?

答：输精管是精子的运输通道，在胚胎发育过程中有少数人输精管未发育或发育不全。输精管发育不全分为双侧输精管缺如、单侧输精管缺如 、部分输精管缺如。

63. 输精管缺如有什么影响?

答：输精管缺如有两个方面影响：一是生育问题，如果双侧全部缺如或部分缺如，会导致精液中无精子，同时精液量也可能减少；二是要排查其他身体疾病，如泌尿生殖系统还有无其他发育异常、有无囊性纤维化病等。

64. 输精管缺如者怎样才能生育下一代呢?

答：双侧输精管缺如的患者精液中没有精子，但睾丸这个精子产生的“工厂”或者发育异常的附睾这个精子“仓库”内有精子的可能性较大。因此可通过手术获取精子，再采用第二代试管婴儿技术生育下一代。

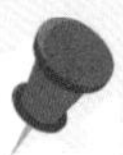

65. 输精管缺如者的孩子也会有输精管缺如吗?

答：输精管发育异常与CFTR基因突变密切相关，同时CFTR基因突变会导致囊性纤维化病，后者是常染色体隐性遗传性疾病。因此，对患者及其配偶进行CFTR基因突变检测，如双方均存在突变，则建议采用胚胎植入遗传学前诊断技术，避免基因突变遗传给孩子。

（五）影响生育的纤毛不动综合征

66. 纤毛不动综合征是什么病？

答：纤毛不动综合征是因为纤毛结构缺陷而影响全身有纤毛结构的器官的疾病，会导致男性不育、慢性支气管炎、支气管扩张、慢性鼻窦炎、中耳炎、内脏反位等，是常染色体隐性遗传性疾病，有一定遗传性。

67. 纤毛不动综合征对生育有影响吗？

答：纤毛不动综合征对生育有影响。纤毛结构缺陷会让精子无法游动，从而表现为重度弱精子症甚至全部精子不动。可通过精子存活实验，选取正常的活精子，尝试通过试管婴儿技术生育下一代。

（六）“迷失”的“蛋蛋”

68. 隐睾是什么病？

答：正常睾丸在胎儿发育过程中会从腹部下降到阴囊，如果没有出现下降或下降不全，也就是阴囊内没有睾丸或只有一枚睾丸，就是隐睾，又称为睾丸未降。隐睾可以位于腹腔内或腹股沟内，是小儿泌尿生殖系常见的先天畸形之一。

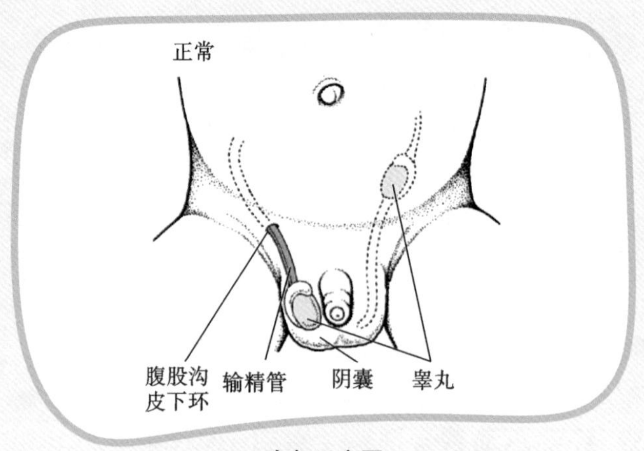

隐睾示意图

69. 隐睾有什么危害？

答：阴囊会对温度变化做出适应性改变从而调节睾丸周围温度，使得其温度低于体温。然而隐睾因为不在阴囊内，在腹腔内或腹股沟管里而受体内“高温”的影响。睾丸生精功能也会受到影响并持续到成年，造成男性不育，同时也会增加睾丸癌的发病概率。

70. 隐睾需要治疗吗?

答：对隐睾的治疗必须在 2 岁以前完成。在新生儿时期发现隐睾可以观察到 6 月龄，如果还未降至阴囊内，则应考虑行激素或手术治疗。这样能最大限度地保留生育能力，减少睾丸癌变机会。

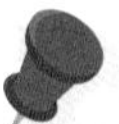

71. 成年后发现隐睾怎么办?

答：成人隐睾需要手术治疗。如果是双侧隐睾，手术尽量保证一侧睾丸能下降固定到阴囊内。如果是单侧隐睾，可以考虑手术切除或下降固定。少部分患者在做隐睾手术时可同时做手术取精，或者做完隐睾手术后观察生精功能是否有改善。

（七）嗅觉正常的 IHH

72. IHH 是什么病？

答：IHH 是 idiopathic hypogonadotropic hypogonadism 的英文缩写，即特发性低促性腺激素性性腺功能减退症，主要由先天性 GnRH 神经元缺陷、垂体促性腺激素缺乏或分子结构异常等引起。会造成促性腺激素黄体生成素（LH）及卵泡刺激素（FSH）水平降低。

73. IHH 有什么危害？

答：IHH 者因为缺乏垂体促性腺激素黄体生成素和卵泡刺激素，青春期会发育延迟，甚至无青春期性成熟，影响睾丸及第二性征发育成熟，同时也会引起其他躯体或器官功能异常。这类患者通常没有嗅觉异常，可以与卡尔曼综合征相区别。

74. IHH 该治疗吗？

答：IHH 的男性患者治疗原则与卡尔曼综合征相同，即补充促性腺激素，也就是行 HCG 和 HMG 注射治疗。大部分患者经过治疗后会恢复性腺功能，部分男性患者可以产生精子。对

于部分 GnRH 缺乏的患者，也可以使用更先进的便携式输注泵进行 GnRH 脉冲治疗。如果没有生育要求，可直接给予雄激素替代治疗，促进第二性征的发育和维持性功能。

四、“男”题四：精索静脉曲张

有些男性，平时对于阴囊的一点坠胀感，往往不是很注意，很多都是结婚以后，妻子一直不能怀孕，到医院检查，才发现是“精索静脉曲张”。

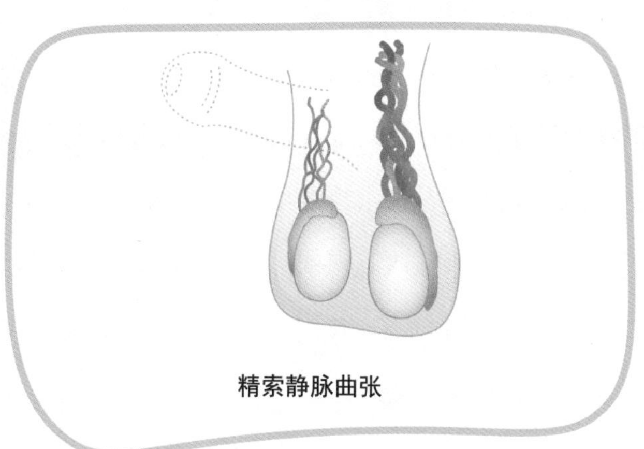

精索静脉曲张

75. 什么是精索静脉曲张?

答：精索静脉曲张是指精索内的蔓状静脉丛的异常扩张及迂曲，有时会导致阴囊内疼痛不适及睾丸功能下降，是导致男性不育的重要原因之一。多发生于左侧，两侧同时发生较少，右侧单发最少。

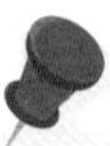

76. 精索静脉曲张的病因是什么?

答：精索静脉曲张的病因至今尚不完全明确，一般认为与精索内静脉瓣膜缺乏或者功能异常相关。静脉瓣膜的先天性发育异常、长时间站立及经常持续增加腹腔内的压力都有可能导致此病的发生。另外，腹腔内或腹膜后肿瘤、左肾静脉或腔静脉瘤栓阻塞、巨大肾积水、异位血管也可能压迫上行的精索静脉导致精索静脉曲张的发生。

77. 精索静脉曲张有什么症状?

精索静脉曲张
有哪些临床症状?

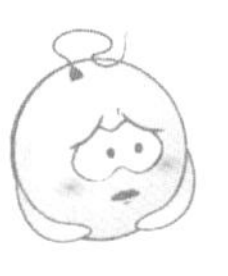

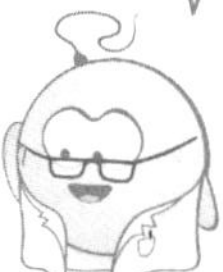

答：部分患者无明显不适；有的患者可表现为久站后阴囊内存在局部坠胀、坠痛的感觉，甚至同侧的下腹部、腰部、大腿根部也有异常感觉。在劳累、长时间站立或行走后症状加重。休息、平卧后症状减轻或者消失。有时可在阴囊内触及蚯蚓状曲张静脉团块。

78. 怎么评估精索静脉曲张的严重程度?

精索静脉曲张
的危害需重视

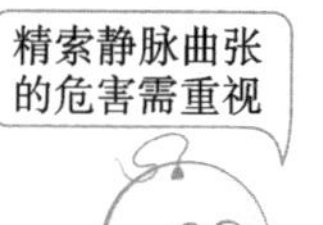

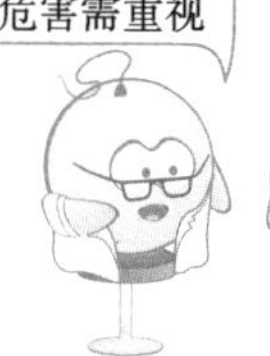

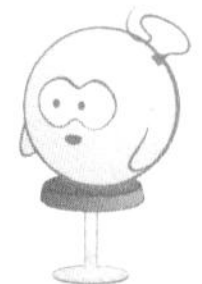

答：临床上，精索静脉曲张分为 3 度。①轻度：体检时，做完普通的触诊以后，医生会让患者深吸一口气，然后鼓肚子，做屏气的动作，再触摸阴囊和精索，如果能感觉到血液反流（血液正常应该朝着心脏方向流动，如果往反方向流动就是反流），就可以诊断是轻度曲张。②中度：在肉眼还看不出有静脉曲张的时候，医生会用手去触摸患者的阴囊和精索，如果能摸到增粗

的精索血管，就能诊断是中度曲张。③重度：通过肉眼可以看到阴囊里面隆起的一些蚯蚓状的、类似血管的突起，就能诊断是重度曲张。

79. 精索静脉曲张有什么危害?

答：精索静脉曲张的危害主要表现在两个方面：①睾丸疼痛：典型症状为阴囊或睾丸有下坠感和胀痛感，站立与行走时加重。②不育：如精子数量减少或活率下降等。发生原因为精索静脉曲张会导致睾丸周围静脉血回流受阻，血液淤滞，睾丸内产生代谢的废物不易排出，有碍于精子发生及雄激素的合成；另外，曲张静脉导致的睾丸周围温度的升高对睾丸功能也会产生不利影响。

80. 精索静脉曲张需要做哪些检查?

答:（1）精液检查: 主要检查精子的浓度、活率及畸形率等，以评估生育功能。

（2）生殖激素检测: 如卵泡刺激素、黄体生成素及睾酮等，其检查目的主要是评估睾丸功能。

（3）超声检查：评估精索静脉曲张的严重程度。

81. 精索静脉曲张者应在生活中注意些什么？

答：应注意保持健康的生活方式、合理营养、采用物理疗法等，如戒烟限酒、饮食清淡、避免进行增加腹压的运动（剧烈跑步、打篮球等）；采用降温疗法或阴囊托等。

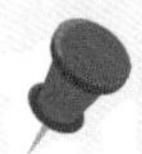

82. 精索静脉曲张者可尝试药物治疗吗？

答：目前无治疗精索静脉曲张的特效药，治疗药物一般分为三类：①改善曲张的药物，主要为生物碱、黄酮及七叶皂苷类；②改善症状的其他药物（如吲哚美辛等）；③改善精液质量的药物。

83. 精索静脉曲张者是否需要手术？

答：对于成年型精索静脉曲张，若存在不育及精液质量不佳的情况，而女方基本正常，可推荐行手术治疗；若睾丸疼痛明显，经过药物治疗效果不佳，也可以考虑行手术治疗；若为轻度的静脉曲张，但精液及睾丸功能正常，一般不推荐行手术治疗。

84. 精索静脉曲张有哪些手术方式可以选择?

答：目前治疗精索静脉曲张的手术方式有多种，一般来说包括经腹股沟的传统的精索静脉高位结扎术、腹腔镜下精索静脉结扎术，以及目前非常热门的显微精索静脉结扎术等。越来越多的证据表明，显微精索静脉结扎术后精液质量改善明显，并发症少，与传统手术相比有明显的优势。

85. 精索静脉曲张术后有哪些并发症?

答：精索静脉结扎术后并发症较为少见，常见的并发症主要有鞘膜积液、睾丸动脉损伤并发睾丸萎缩、精索静脉曲张复发等。

86. 精索静脉曲张术后应注意什么?

答：（1）术后1周内：建议多休息，多躺少站，抬高阴囊，促进睾丸、附睾血液及淋巴液回流，减轻阴囊水肿及减少鞘膜积液等并发症的发生，若在此期间有任何切口疼痛、感染或切口愈合不佳等情况，建议咨询手术医生。此阶段是创口愈合的

关键时期，可适当增加高蛋白的摄入，多食用一些富含维生素的蔬菜、水果，不吸烟、饮酒。

（2）术后 2~3 周：建议穿弹力紧身内裤或使用阴囊托，以防阴囊下坠，减少阴囊不适；可尝试进行性生活。

（3）术后 3 个月内：不宜从事跑步、打球等剧烈运动及重体力劳动；平时不要久站久立。

（4）术后 3 个月后：可至医院复查精液及性激素情况。此阶段多数患者症状会得以缓解或治愈，可以适当增加运动量，保持好心情，这对于精子的恢复也很重要。

五、“男”题五：特发性男性不育

长期以来，人们对不孕不育的认识存在很大误区，由于生育机制十分复杂，故而不同的夫妇又存在着不同的不孕不育因素。想对那些焦虑万分的夫妇们说，不孕不育一定要走出诊治误区，尽可能地查明原因，采取针对性的措施，才能不走弯路，少走弯路，尽快达到目的。

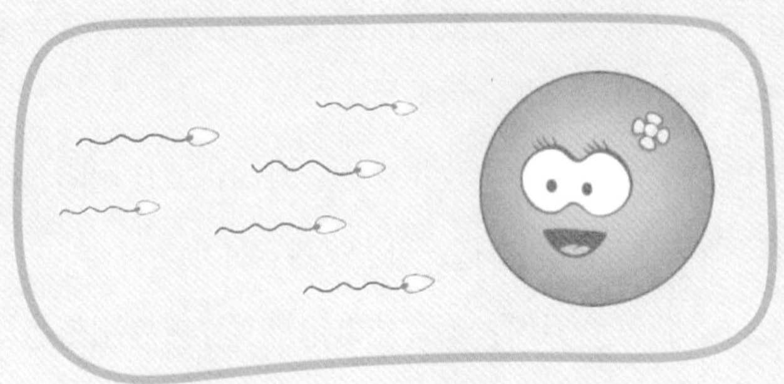

87. 什么是特发性男性不育症？

答：世界卫生组织统计，世界上约有 15% 的育龄夫妇遭受不孕不育的困扰，男女双方因素各占 50%。目前在男性不育症中有 40%~75% 找不到原因，称为特发性男性不育症，常表现为精子少、活力差、精液质量异常等。

88. 特发性男性不育症应如何治疗？

答：由于特发性男性不育症的病因不明，治疗通常是经验性的。除保持健康的生活方式及良好的生活习惯外，可尝试使用以下药物：①内分泌治疗药物，以他莫昔芬或来曲唑为代表。②左旋肉碱。③抗氧化药物。④营养补充剂：复方氨基酸、锌、硒等微量元素。⑤中药：以补肾填精为主，兼有改善性功能作用。

六、一个精子对主人的忠告

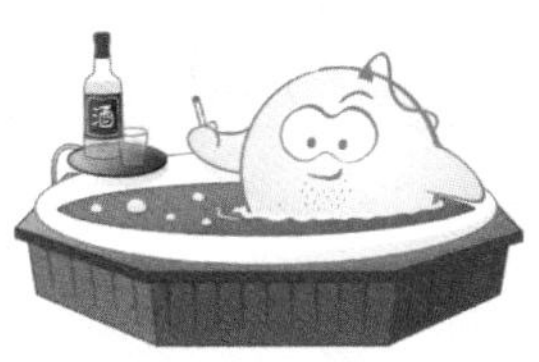

备孕的小陈来到医院检查，“精子畸形率100%”的报告结果给了他当头一棒。医生告诉他，这意味着“没有一个精子是合格的”。医生又询问了小陈平时的生活习惯，原来小陈家是开澡堂的，没事就喜欢泡泡澡。医生让小陈立即停止泡热水澡，改变生活习惯，积极锻炼身体。这次小陈的检查指标终于恢复正常，终于可以不用吃药安心备孕了。

89. 男性接触放射线多久后可以生育?

答：常见X线相关的检查包括X线摄片、胸透及CT等。放射性物质对精子的影响主要与放射的剂量、时间及检查部位等相关。由于生精周期为3个月，一般认为做X线检查3个月以后可尝试怀孕。若会阴部长时间接触大剂量的X线照射，建议半年后尝试备孕。若您正准备行会阴部放射治疗并且有生育需求，建议至精子库进行精子冻存。

90. 阴囊超声检查会影响精子质量吗？

答：阴囊超声检查是利用超声波对阴囊及阴囊内的睾丸、附睾、输精管及精索静脉进行的一种非手术性的诊断性检查，一般不会造成患者明显痛苦，无损伤、无放射性，也不会对精子质量产生不利影响，可以放心接受检查。

91. 有哪些影响精子质量的常见药物？

答：影响精子质量的药物通常有以下几种。

（1）直接作用于睾丸，影响睾丸内细胞的功能，影响精子生成的药物（如化疗药物，如环磷酰胺、氮烯咪胺、氮芥、硫酸长春新碱等；器官移植后免疫抑制剂，如环孢霉素等；治疗风湿类疾病的药物，如柳氮磺嘧啶、雷公藤多苷等；治疗痛风的秋水仙碱、别嘌呤醇；治疗病毒性肝炎的干扰素、拉米夫定、阿德福韦酯等，另外，可卡因等毒品对精子影响也很大）。

（2）通过干扰人体内激素的正常分泌，导致促性腺激素和睾酮水平变化的药物（主要为激素类药物，如雌激素、睾酮等药物）。

（3）损害性功能从而导致男性不育的药物（如利尿剂等降血压药物，可导致阴茎供血不足，引起勃起功能障碍；安体舒通等可以影响勃起和性欲，同时对精液质量有潜在影响；地西泮、氯丙咪嗪等精神类药物则可以抑制射精反射，导致射精延迟）。

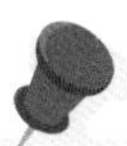

92. 蒸桑拿对精子的影响大吗?

答：温度过高对精子的生成有不利影响。正常情况下，阴囊通过收缩和松弛，使睾丸的温度比体温低 1~3 ℃。若温度过高，可能使睾丸生精组织破坏，生精细胞在睾丸中凋亡数目增加、精子形态异常等，严重者可导致无精或睾丸萎缩。如果目前有生育计划，为了增加妻子怀孕的概率和提高下一代的健康度，还是不蒸桑拿为好。

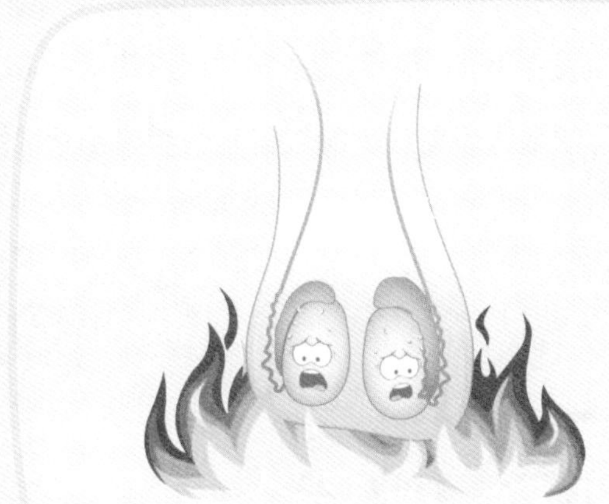

桑拿使“蛋蛋”很受伤

93. 易被不育症“侵扰”的男性职业有哪些？

答：（1）IT 行业：大多数 IT 行业男性，因长期在电脑前久坐、电脑辐射及劳累等因素，易发生睾丸生精障碍。

（2）司机：驾驶室内久坐不动，吃饭不规律，不敢喝水、怕上厕所，重复踩刹车和油门，双腿摩擦也会生热，导致睾丸长时间处于挤压和高温状态，局部血液循环受阻，使精子生成和活力受到影响。

（3）厨师：由于久站不动、工作环境温度高、经常吸入油烟等有害物质，睾丸生精功能易受影响。

（4）精神高度紧张的金融从业人员，经常接触有毒、有害物质的工人及经常暴露于射线下的放射科医生等都是男性不育的高危人群。

94. 吸烟对精子有哪些影响？

答：长期大量吸烟可显著影响精子质量，导致精子数量变少，活力变差，精子 DNA 碎片率增高。其原因在于通过增加氧自由基，破坏了精子的 DNA 和改变了精浆中的激素水平。

95. 酗酒会对男性的生育能力有影响吗?

答：长期酗酒可以抑制雄激素的生物合成，从而影响精子生成和降低性功能。如果每天过量饮酒，这些影响会非常显著。

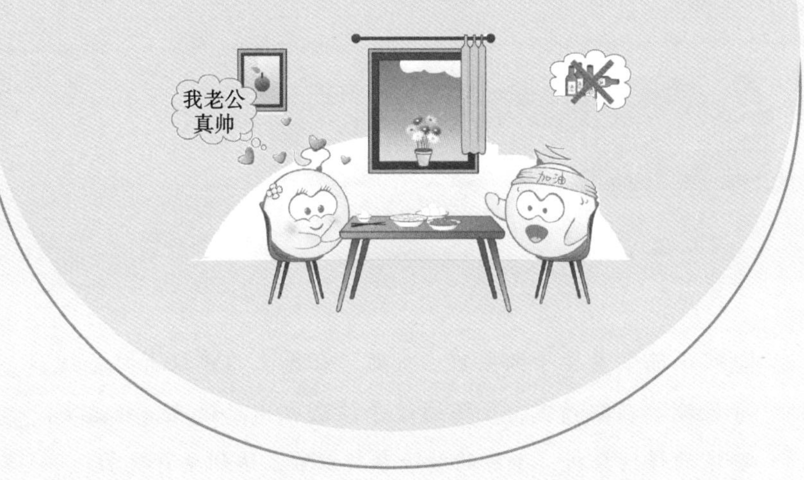

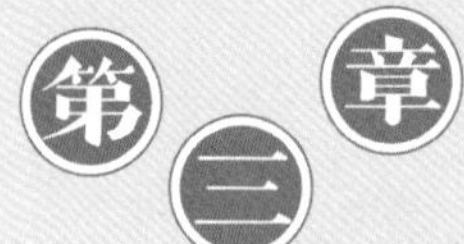

第三章 影响“爸”业的精液问题

一、好精子成“爸”业

小陈带着妻子做孕前检查时，在医生的建议下做了精子检测。在取精室，小陈通过手淫法取出了精液。经过实验室的详细分析，小陈的精子参数正常，达到生育要求。

育前优生咨询涉及哪些内容，我们一起来了解一下吧！

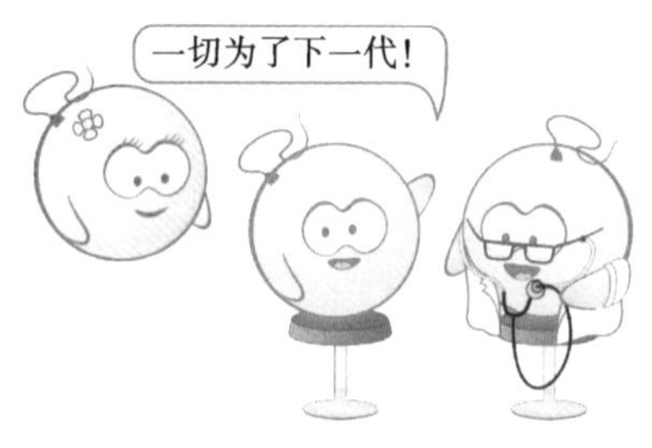

1. 正常精液的生产流水线是什么？

答：正常精液由精子以及精浆液体成分构成。睾丸作为男性的生精工厂源源不断地产生精子，精子在附睾内成熟获得游动能力，再经过输精管、射精管和尿道排出。研究发现精子从发生到成熟再到可以排出需要 60~90 天的时间。精浆主要由精囊腺体分泌，少数由前列腺、睾丸、附睾分泌的液体构成，对维持精子功能、精液的正常液化过程发挥重要作用。此外，精浆里还有少量的生殖细胞和脱落的生殖道细胞。

正常射出的精液呈现胶冻样，以保证精液不会在射精后马上流出阴道，增加精子停留于阴道的时间。之后其在精浆内物质的作用下逐渐液化，变成稀薄的可以自由流动的液体，以便精子的游动，这个过程称为精液的液化。在检查中精液液化时间很少超过 60 分钟，如果液化时间过长可能导致精子游动受阻（详见后续内容）。

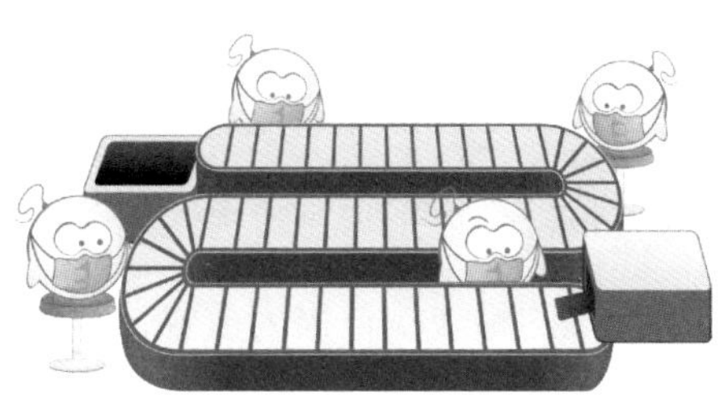

2. 精液有点少且偏黄，似乎还有味道，这正常吗？

答：在标本没有丢失的情况下，正常精液量大于等于 1.5 ml。精液由精子成分以及精子所处的精浆成分构成，精液量的多少取决于生殖腺体的分泌功能、生殖道的通畅度和射精功能。如果出现精液量减少甚至无精液，可能提示生殖腺体的分泌功能下降、生殖道阻塞或射精功能障碍。需要强调的是，没有精液（“无精液”）和没有精子（“无精子”）不是同一回事，“无精液”是没有射出物，而“无精子”通常为有精液但是精液经离心没有找到精子。

正常的精液略带腥味，颜色可以呈灰白色到淡黄色不等，所以带有一些气味和颜色不足为怪。但是如果精液出现臭味，或者呈暗黄色、黄绿色、红褐色脓液，甚至罕见的黑色脓液等，那么就要警惕精液性状出现了问题，应当及时就诊。

3. 患者一般情况下检查的精液结果准确吗？

答：精液检查报告是医生和育龄男性的关注点。但是首先了解如何做一次准确的精液检查极为重要，部分指标异常可能来自检查过程的错误。

精液标本采集一般采用手淫法，禁欲（即无性生活、手淫、遗精等排精）2~7天的精液最具代表性，因为精液也有“保鲜期”，时间太长或太短都不好。同时应避免在采集过程中丢失精液，否则可能影响结果的准确性。对手淫取精困难者可使用对精子无毒的避孕套同房取精，不可采用无保护的性交中断法。院外采集的标本需要在半小时内送达实验室。此外，保持手和包皮的清洁对保证感染指标的检测准确率也很重要。

《世界卫生组织人类精液检查与处理实验室手册》（第五版）对精液正常参数指标有了大量更新，因此推荐按照第五版最新的标准检查精液，检查条件存在限制的情况下才参照第四版标准。

4. 精液检查报告看什么？

答：按照《世界卫生组织人类精液检查与处理实验室手册》的参考值，正常精液主要指标如下。

项　　目	正常参考值
量 颜色 气味 pH 值 液化时间	≥ 1.5 ml 灰白到淡黄 略带腥味、栗花味 ≥ 7.2 ≤ 60 分钟
总精子数	≥ 39 × 10^6/ 一次射精
精子浓度	≥ 15 × 10^6/ml
总活力（前向运动精子（PR）+ 非前向运动精子（NP）百分比）	≥ 40%
前向运动精子（PR）百分比	≥ 32%
存活率（伊红染色或 HOS）	≥ 58%
正常形态比例	≥ 4%
圆形细胞	≤ 5 × 10^6/ml
白细胞（过氧化物酶染色阳性细胞）	< 1.0 × 10^6/ml
抗精子抗体（MAR 试验）	< 50%
精浆锌	≥ 2.4 μmol / 一次射精
精浆果糖	≥ 13 μmol / 一次射精
精浆中性葡糖苷酶	≥ 20 mIU / 一次射精

注：HOS，低渗肿胀试验；MAR，混合抗球蛋白反应。

5. 精子畸形率 96% 正常吗？

答：精子形态学检查是通过涂片染色进行的，技术人员可在显微镜下观察精子的头、体、尾各个部位的外观是否正常。精子畸形可以分为头部畸形、项和中段畸形、主段（尾部）畸形。WHO 第五版的标准相比第四版对精子正常形态的判定更为严格，通过统计学分析只要精子正常形态比例≥ 4%，也就是畸形率≤ 96% 就一般认为具有受孕能力，所以精子畸形率为 96% 也可以算正常。如果精子畸形率大于 96%，就需要进行复查或者治疗。

6. 出现异常指标该怎么办？

答：精液检查指标太多，难免让人眼花缭乱。根据研究，单次精液检查难以评估精液质量，一般需要 2 次以上的结果才能做出较为准确的评估。如果第一次检查正常，通常不用复查第二次；而如果第一次检查异常，则需要复查第二次精液（通常在 3 周以内）。某些情况下有少数非主要指标异常，而主要指标正常，也可能有正常受孕潜能，这些需要由专业男科医生判断。

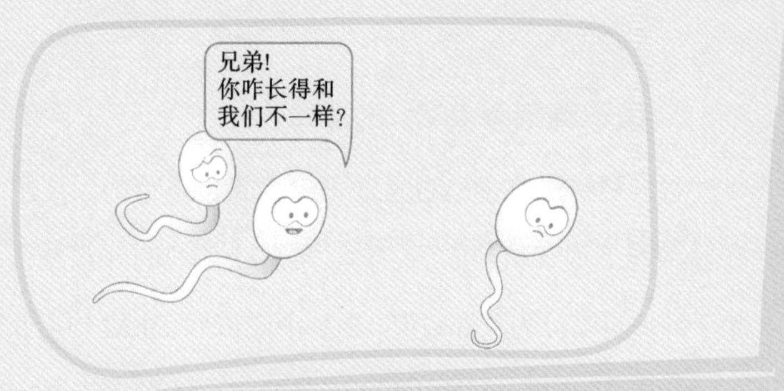

二、迟迟怀不上原来是不液化在"搞鬼"

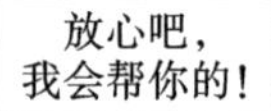

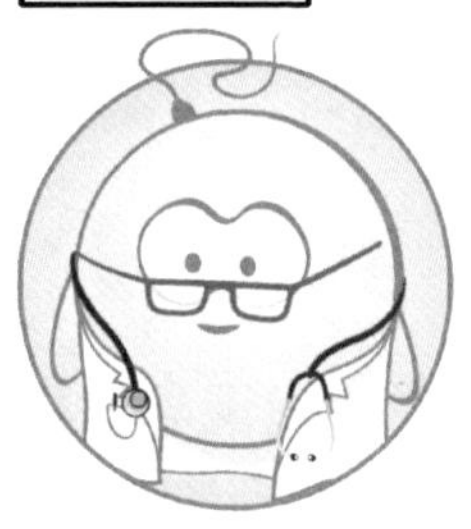

小蒋已经结婚2年了，妻子小丽一直未怀孕，小丽做了很多检查，但是就是没查出任何问题。小丽急了，让小蒋也去看一看，小蒋虽然自己感觉没有毛病，但拗不过小丽，不情愿地到医院检查。结果取精检查时，把自己吓一跳，他自己射出的精液颜色发黄，里面有很多果冻状的颗粒，是一团一团的，放置60分钟后也不见精液液化，精液检查报告出来后，医生说小蒋患了精液不液化。这是一个什么情况，小蒋有点懵。

精液不液化是什么？该怎么治疗呢？别着急，给大家介绍一下精液液化方面的知识吧！

7. 精液为什么会液化?

答：新鲜的精液是呈胶冻状的，因为精囊中分泌的物质使精液呈胶冻状，正常情况下精液在室温下 5~25 分钟液化。为何精液还会液化？因为精液中的前列腺液含有的蛋白酶包括前列腺特异性抗原（PSA）、纤溶酶原激活因子等，这些成分可以将胶冻状的精液变成液体状态。

8. 何为精液液化不良和不液化?

答：精液液化不良就是本应液化的精液仍处于高黏稠状态，而不液化顾名思义就是射精后精液持续没有变化，保持胶冻状。

9. 精液不液化的原因及其影响是什么?

答：前列腺炎症可以影响前列腺分泌的蛋白水解酶、PSA 以及影响精液的酸碱度。当蛋白水解酶、PSA 含量下降或酶的活性受影响时，精液纤维蛋白不能被分解，从而导致精液不液化。正常男性精液 pH 值为 7.2~8.0。当前列腺有炎症时，精液 pH 值升高也会影响正常液化。男性睾丸分泌的睾酮也可影响前列腺的分泌，如果睾酮分泌水平下降，也可影响精液的液化。精子的自身免疫反应也会影响精液的液化。

精液不液化可能会影响精子穿过女方宫颈的能力。当发生精液不液化时，需要做一个性交后实验，结果正常说明一定量的精子可以到达宫颈；结果异常，说明精液不液化使得精子不能正常通过宫颈。

10. 精液不液化如何治疗?

答：如果患者在做了一次精液检查后发现精液不液化，不要紧张，很多情况下是由在医院这种陌生环境下取不完全射精的精液引起的，

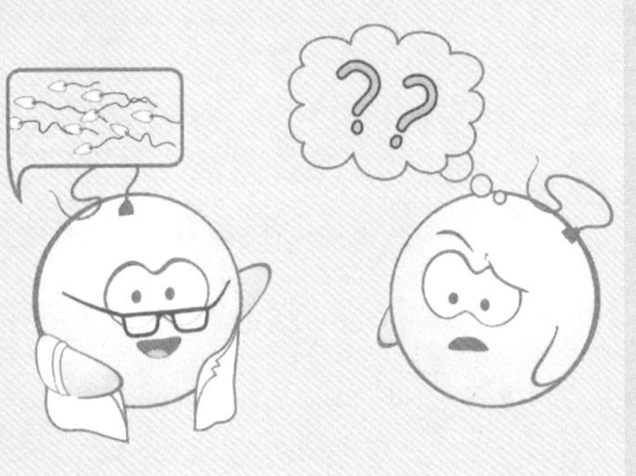

需要男科医生指导后再次查精。如果确诊精液不液化，任何治疗都需要对症下药，找到精液不液化的原因才能药到病除。前列腺炎症引起的精液不液化可以使用抗炎药物，而自身免疫反应引起的精液不液化可以应用免疫抑制药物，而大部分患者是由不明原因引起的，其治疗多为经验性用药，市面上的很多中成药可以有效治疗精液不液化，但是需要在医生的指导下用药。如果药物治疗没有效果，则可以考虑人工授精生育下一代。

三、精液去哪里了

Z先生从前对自己的性能力十分自信，不管是生殖器的发育、勃起的硬度、持续的时间，还是其妻子的满意度方面。然而，结婚两年了，其妻子依然未能怀孕。最近半年发现性交射出的精液量明显变少，勃起和性生活依旧可以完成，也有很明显的射精感，却难以看到精液排出，有时候尝试用避孕套性交观察，只能在套内看到极微量的透明液体。Z先生和其妻子不禁大为困惑：精液去哪里了？

11. 可以过性生活，有射精的感觉，为什么会没有精液？

答：性生活时，阴茎勃起、精液分泌、射精分别是由不同的神经控制的，如果分泌的精液太少，或者控制射精的神经没有正常发挥功能，就可能会看不到精液。

12. 没有精液分哪几种情况？

答：主要分两种情况。首先，精液中的液体主要由精囊产生，如果精囊发育不良甚至缺失，分泌的液体太少，或者分泌物堵塞，就会出现无精液。其次，精液和尿液都是通过阴茎射出的，射精时排尿的“阀门”关闭，精液才能正常射出，如果控制“阀门”的神经功能异常，射精时精液就不能向前射出，反而向后排入膀胱，专业上称逆行射精。以上情况，患者通常都会有“射”的感觉，但是很难看到精液；部分患者射精前后尿道会有很少量的分泌物流出，这些往往是尿道和前列腺的分泌物，缺少精子。

13. 什么人会患无精液症？无精液症的病因都有哪些？

答：精囊发育不良或缺失多数是先天性疾病，部分患者可检查出基因的异常，但日常生活并不受影响，家族中也很少会发现类似的患者；精囊分泌物堵塞常见于精囊和射精管部位的炎症性疾病，部分患者有血精、尿道流脓、酗酒的经历；逆行射精常见于糖尿病患者，以及前列腺增生手术电切以后；下腹部和盆腔的外科手术，如直肠癌、结肠癌、前列腺癌、膀胱癌等的手术中可能会破坏甚至须切除精囊，或者影响射精相关的神经功能，导致无精液症。

14. 为什么以前射精能看到精液，现在不能看到？

答：除了精囊发育不良或缺失是先天性疾病，其他原因导致的无精液症一般都是后天形成的，由其他疾病所引起。如果治疗好这些疾病，精液可能重新“出现”。

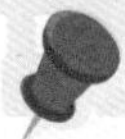

15. 无精液症者可以生育自己的孩子吗？

答：无精液症者是可以生育自己的后代的。精囊分泌物阻塞、糖尿病高血糖状态等疾病经过治疗后，精液可能正常出现，就可以尝试通过性生活怀孕。如果无精液的状态未能纠正，则可以提取睾丸中的精子通过试管婴儿技术生育自己的后代。提取睾丸中精子的方法并不复杂，通过一根细针轻轻抽取就可以了，与平常的抽血、打针类似；此外，对于逆行射精患者，可收集尿液中排出的精子，通过人工授精或试管婴儿技术生育。

16. 无精液症者要做什么检查?

答：检查有以下几个方面。

（1）检测射精后的尿液中有无精子，判断是否存在逆行射精。

（2）抽血检查性激素、染色体、血糖等，评估睾丸本身的生精功能，以及有无糖尿病等致病因素。

（3）小便常规，支原体、衣原体等感染项目检查，排除炎症导致的射精管道阻塞。

（4）通过触摸睾丸、附睾、输精管，直肠指检，B 超，磁共振等检查，了解精囊等发育情况，判断是否由于精囊发育不良、精囊缺失等病变导致无精液症。

17. 无精液症如何治疗?

答：无精液症根据病因不同，治疗方法也有所不同。糖尿病、神经损伤、前列腺电切术后导致的无精液症者，在控制好血糖后，配合服用调节神经功能的药物，无精液症可能治愈；精囊炎、射精管阻塞导致的无精液症者，可通过精囊镜手术疏通射精管道，使精液可以射出；其他病因导致的无精液症，主要通过提取睾丸精子满足生育的需要。

18. 射精时无精液，会影响身体健康吗?

答：无精液症本身不会影响健康，但是会增加生育难度，部分患者须通过试管婴儿技术生育；性生活时，射精的快感可能稍有下降，但是本身不会导致阳痿、早泄等性功能障碍；精液从有变无，提示可能患有糖尿病或生殖系统炎性疾病，宜尽早治疗。

四、精子已"缺货"：少精子症

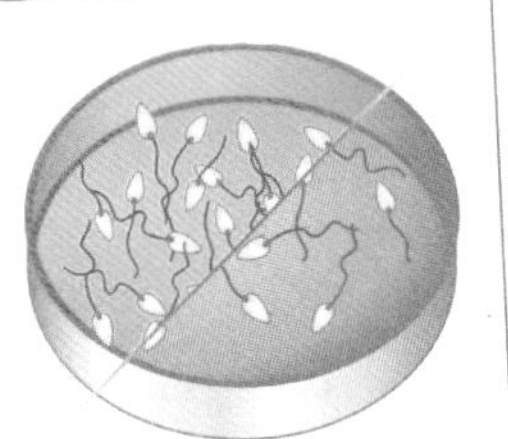

小明与小丽结婚1年多，性生活正常，但小丽一直没有怀上。小明觉得自己没有问题，不想去医院检查。但小丽比较紧张，先去医院检查后发现她自身内分泌及排卵正常，另外检查输卵管造影也提示输卵管是通畅的。然后，小明逼不得已去医院男科检查，发现精子浓度约800万/ml,彩超也发现明显的精索静脉曲张。这个时候小明不知道自己还能否生育，是否可以药物治疗，还是需要手术治疗或人工助孕。

这对不孕不育夫妇不要紧张，了解一下少精子症的诊断及治疗方案吧。

19. 如何定义少精子症？

答：根据《世界卫生组织人类精液检查与处理实验室手册》（第五版）的精液检测标准，精液的精子浓度小于 1500 万 /ml，或者每份精液的精子总数小于 3900 万，可定义为少精子症。很多人对少精子症存在一定误区，即认为精液量少就是少精子症。其实不然，有些人精液量少，但整份精液的精子总数仍可能达到一亿以上，这种情况不属于少精子症。

20. 怎么确定少精子症的严重程度？

答：确定少精子症的程度是至关重要的，因为关系到后续的原因检查及治疗方式的选择。按照精液中精子的浓度可将少精子症分为轻度、中度、重度及极重度少精子症。轻度少精子症，即精液中精子浓度为 1000 万 ~1500 万 /ml；中度少精子症，即精液中精子浓度为 500 万 ~1000 万 /ml；重度少精子症，即精液中精子浓度为 100 万 ~500 万 /ml；极重度少精子症，即精液中精子浓度小于 100 万 /ml。

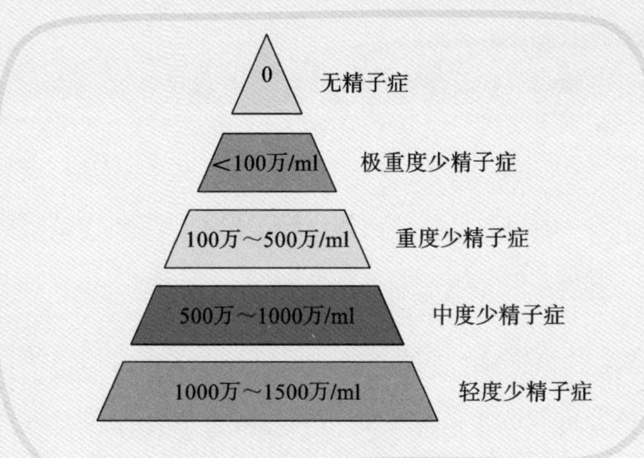

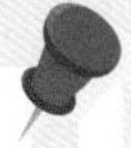

21. 少精子症的发病原因有哪些？

答：睾丸生精过程非常复杂，受到遗传和环境等多种因素的影响，而少精子症的原因主要归结为两个方面，一是睾丸生精功能减退，二是输精管道部分阻塞。具体可能因素如下：①环境与职业暴露：因工作长期暴露于氯仿、杀虫剂环境中或处于焊接等环境中；摄入蔬菜、水果少；长期吸烟、喝酒及熬夜等。②感染因素：腮腺炎、睾丸炎、附睾炎及前列腺炎等。③内分泌因素：促性腺激素分泌不足引起的疾病等。④遗传因素：常染色体、性染色体或基因畸变，如 Y 染色体 AZFc 缺失等。⑤其他因素：精索静脉曲张、泌尿生殖器手术创伤、恶性肿瘤放化疗后等。

22. 少精子症的患者该做哪些检查？

答：首先，患者行两三次精液检查，确定少精子症的程度及可能原因，项目包括精液常规、精子形态学分析、精浆果糖、精浆 α－糖苷酶、精浆弹性蛋白酶等。

其次，体格检查，重点检查第二性征及男性生殖系统方面，阴囊触诊睾丸、附睾、精索等，初步检查睾丸体积及质地、睾丸或附睾是否存在压痛，精索静脉是否曲张、输精管是否存在发育异常等。怀疑存在异常情况者，行阴囊彩超及经直肠精囊彩超。

最后，少精子症患者可行血液的性激素检查，以评估睾丸的生精内分泌情况，情况严重的少精子症患者，建议行血液的染色体核型及 Y 染色体微缺失检查。

23. 少精子症的治疗方式有哪些？

答：少精子症的治疗方式主要包括药物治疗、手术治疗及辅助生殖技术。我们需综合评估患者不育的年限、女方的生育力情况（如年龄、输卵管及内分泌情况）及少精子症的严重程度等，选择合适的治疗方案。

药物治疗：主要通过调节下丘脑－垂体－睾丸性腺轴，包括人绒毛膜促性腺激素和人绝经期促性腺激素（又称尿促性素）、芳香化酶抑制剂（如来曲唑等）、雌激素受体拮抗剂（如他莫昔芬、氯米芬等）等。中医药也是治疗轻中度少精子症的重要方法之一，可显著改善患者的生精功能。

手术治疗：精索静脉曲张是引起少精子症的常见原因之一，推荐采用显微外科手术治疗，提高生精功能。对于明确有输精管道部分梗阻的患者，根据梗阻部位可采用显微手术治疗。

辅助生殖技术：对于轻中度少精子症，经药物治疗或手术治疗效果不佳，可考虑采用夫精人工授精；对于严重的少精子症者，可采用试管婴儿技术。

24. 少精子症者的生活和饮食应如何注意?

答：少精子症是导致男性不育的常见原因之一。除了进行常规药物治疗外，还可以在饮食上进行辅助治疗。主要应该注意以下几点。

（1）选择富含优质蛋白质及精氨酸的食物，如瘦肉、猪脊髓、鳝鱼、海参、蟹黄、冻豆腐、花生、核桃等。

（2）适当增加富含性激素的食物，如禽蛋、羊肾、猪肾等。

（3）不偏食挑食，适当摄入各种矿物质和微量元素，如贝壳类等。精子稀少的男子可适当多吃鱼虾、海参、紫菜、海带及禽蛋、木耳、山药、苹果、核桃、蜂蜜、桂圆、冬瓜、葡萄等食物。

（4）尽量少饮用碳酸饮料，少食用膨化食品、香菜、芹菜、雪里蕻等。

（5）维持规律、和谐的性生活，保持心情愉快，远离化学染料污染及辐射的环境，少用化妆品及染发剂，拒绝热水泡澡及蒸桑拿。

（6）尽量不穿紧身牛仔裤、化纤内裤，不久坐、不憋尿。

（7）生活规律，尽量戒烟、戒酒，少食辛辣食品。

（8）加强体育锻炼。

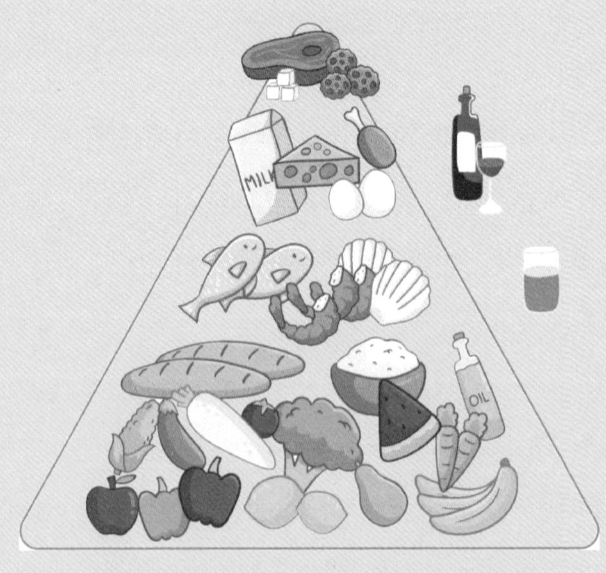

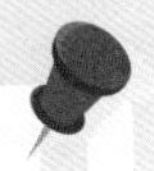

25. 不良生活习惯是如何引起少精子症发生的?

答：少精子症很多是由不良的生活习惯引起的，常见的原因是吸烟喝酒、偏食挑食、高温环境及心理压力等。

吸烟可引起精子数量减少，因为尼古丁可作用于睾丸的生精小管，引起生精功能减退。此外，吸烟对睾丸间质细胞雄激素的合成有直接或间接的抑制作用。酒精可作用于睾丸等生殖器官，引起雄激素水平的下降，从而抑制生精功能。长期偏食挑食易引起锌、钙、磷、维生素 E、维生素 A 等营养物质的摄入不足，影响精子的生成。阴囊局部的低温环境更利于睾丸生精，而长期使用很热的水淋浴或在桑拿房汗蒸过久，易引起阴囊温度过高，不利于精子的产生。长期焦虑、紧张、压力大或失眠等，大脑皮质、神经及内分泌功能会失调，睾丸的生精功能也可能发生障碍，易诱发少精子症。

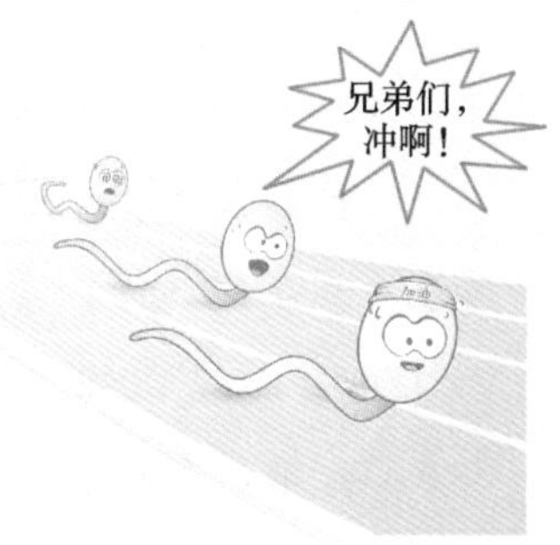

26. 精索静脉曲张为何会引起少精子症?

答：精索静脉曲张是男性生殖系统常见疾病之一，可引起少精子症的发生。精索静脉曲张的男性精索静脉内血液淤滞，影响睾丸的血液循环，血液内二氧化碳蓄积和缺氧，有害物质浓度升高，自由基含量增高，可能导致阴囊内温度增高，睾丸温度可升高 1~2 ℃。阴囊温度的长时间增高，可影响睾丸中精子的生成，导致少精子症。

五、奔跑吧，精子兄弟

小雅和其先生结婚好几年了，一直没怀上孩子。他们多次到医院就诊，其先生检查精液提示：弱精子症，a 级 :1.98%，b 级 :8.42%。在不同医院就诊后，长期服用维生素 C、维生素 E、葡萄糖酸锌、锌硒宝等药物，仍然不见好转。小雅一直困扰着，弱精子症要多久才能治好呢？弱精子症通过吃什么药来调理比较好？弱精子症是不是会影响怀孕？

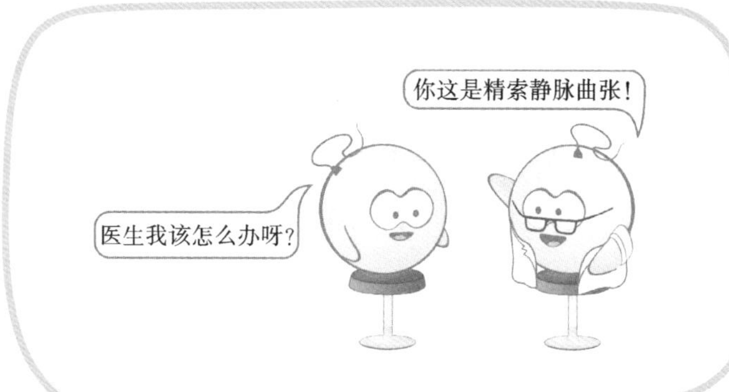

27. 什么是弱精子症？

答：弱精子症是指精子活力下降，前向运动的精子比例低于所检测精子总数的 32%，比如检测的精液里有 100 个精子，那么这 100 个精子中如果前向运动的少于 32 个，我们就认为这份精液质量不佳，精子活力相对较弱，女方往往不易受孕。

28. 如何看待精液常规中的"32%"？

答：很多患者在检查单中发现前向运动精子所占的比例小于 32%，就认为是弱精子症，妻子受孕的概率低。一般来说这种认识是正确的，因为精子活力下降的同时，精子的绝对数量一般也不能让人满意，最终的结果就是标本中前向运动精子实际个数是较少的。有的时候我们会看到标本中精子的绝对数量远远超过正常水平，这时就要算算这个绝对值。举个例子：A、B两份标本，假设都是2ml，A的精子浓度是1500万/ml，前向运动精子比例为40%；B的精子浓度是9000万/ml，前向运动精子比例为30%，那标本A的前向运动精子绝对值是1500×0.4=600（万/ml），标本B的前向运动精子绝对值是9000×0.3=2700（万/ml），这样看来其实精液B的质量是强过精液A的。

29. 导致弱精子症的常见原因有哪些？

答：导致弱精子症的原因是复杂的，目前有50%的弱精子症患者并不能找到真正的原因。目前能够明确的原因大概可以分为如下几个方面：①内分泌性病因，患者的生育力损害继发于体内激素失衡，如高催乳素血症、甲状腺功能亢进、库欣综合征等。②睾丸病因，比如隐睾、精索静脉曲张、睾丸的炎症或创伤，以及全身性疾病、放射线、药物、食物、生活和工作环境等因素对睾丸造成伤害。③血管性因素，精索静脉曲张在不育症患者中的发病率近40%。此外，还有免疫性因素等。

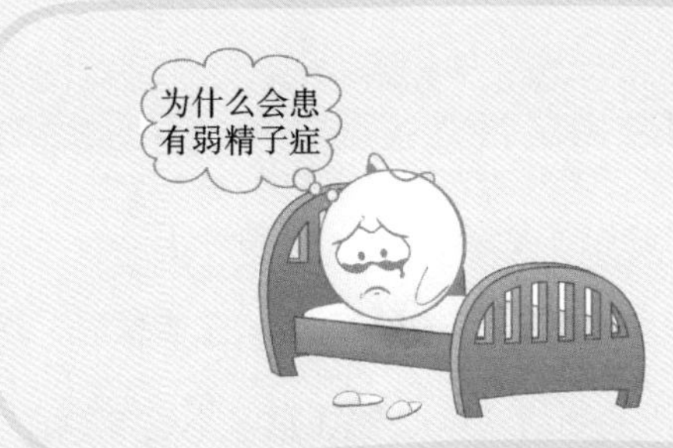

30. 弱精子症的常见治疗方法有哪些?

答：男性不育的疗法分为非特异性、半特异性和特异性治疗。第一种所有不育患者均可采用（包括抗雌激素类药物、抗氧化治疗药物、胰激肽释放酶、己酮可可碱、重组人生长激素、左旋肉碱、氨基酸、锌、硒、维生素 A、前列腺素合成酶抑制剂、中药等）。虽然第一种对任何原因引起的弱精子症均可以应用，但不是所有患者都会收到效果。第二种主要针对男性附属性腺感染、抗精子抗体所致的不育，如应用抗生素和行脱敏治疗。第三种则是针对明确病因进行治疗，如内分泌功能紊乱引起的男性不育等，通过针对病因的特异性治疗，多数治疗效果比较满意。就目前而言，大多数不育患者并不能找到明确的病因，因此，在生活方式调整的前提下，多手段治疗均可尝试，尤其是传统中医药治疗，常可获得意想不到的效果。但也要考虑女方的因素，必要时可考虑采取辅助生殖技术。

31. 如何通过规范日常生活改善弱精子症?

答：要想提高精子质量，首先应调整生活方式。古代中医的养精之法强调一须寡欲，二须节劳，三须息怒，四须戒酒，五须慎味。用现代的话讲，就是要注意以下这5点。

寡欲：这里不是指禁欲，而是指性生活频率应适当。长时间不排精也会让精子活力降低，但也不建议频繁同房，过频的性生活会减少单次排精中的精子数量及成熟精子的数量，还会导致前列腺反复充血，引发前列腺炎，反而影响受孕。按检查前禁欲2~7天的标准，短于2天同房一次就算是“性生活频繁”了,因为2天后附睾内的成熟精子才达到了一个相对稳定的数量;而超过7天不同房精子质量则有下降的趋势。对需要生育的人群而言，检测排卵期也有助于提高受孕概率，排卵期隔天同房一次是比较合适的。

节劳：规律作息，不熬夜，保证充足的睡眠。不管是脑力劳动者，还是体力劳动者，过度的透支都会对受孕产生影响。

息怒：不只是“不要生气”，更是要对生育保持一个良好的心态。清朝中医大家王孟英有一句名言：“子不可以强求也，求子之心愈切，而得之愈难。”有些人越想越怀不上，在备孕时非常紧张，尤其是同房的时候状态非常不好，甚至出现无法勃起的“排卵期阳痿”。这样是不好的。欢乐的情绪、放松的心情，更加容易让机体保持一个健康的状态，更加容易怀孕。

戒酒：古时候人们就发现，经常喝酒会影响生育，就算生了也容易生出痴呆或残疾的孩子。现代研究表明，酒精会降低生殖能力，引起染色体异常。

慎味：饮食结构丰富化。比如天天吃甜食、天天吃红烧肉，这样不好。建议采取地中海饮食，多吃青菜、水果和高蛋白食物，避免吃烧烤、油炸等垃圾食品。

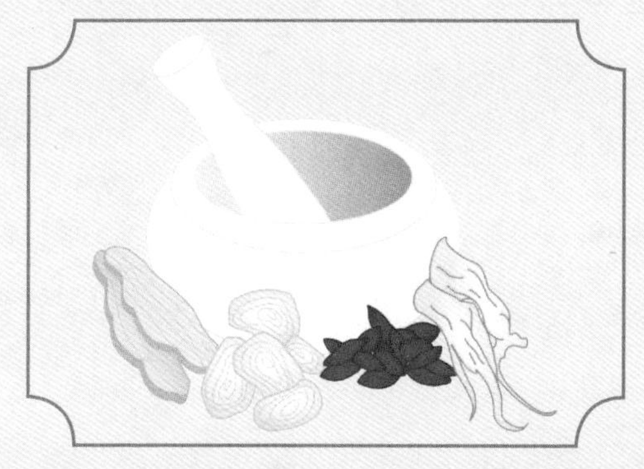

此外，备孕的男性还应注意尽量避免接触有毒害的物质（如放射线、一些药物、涂料、油漆、有毒有机物、铅等）。戒除吸烟、喝酒、泡温泉、蒸桑拿等行为，因为这些也会对精子质量产生影响。谨慎用药，因为有些药物会影响精子的数量和活力，甚至导致不育。比如有些健身爱好者为了增肌，会服用一种叫类固醇的药物，这种药会让体内雄激素过高，使垂体产生负反馈抑制，最终导致雄激素结合蛋白缺乏，影响精子的生成；类似的还有治疗风湿免疫性疾病的皮质醇类药物（如强的松等）。这些药物通过影响内分泌引起生精障碍。其他直接损伤睾丸的药物也是有的，包括部分中药，如雷公藤就有很强的杀精作用。日常生活中，如需服药，要告诉医生你正在备孕，并认真阅读药物说明书，避免服用对精子有影响的药物。

至于一些人担心的电脑辐射，目前并无研究证明精子畸形与电脑辐射有关。电脑、手机辐射都是非电离辐射，与核辐射和 X 射线这类电离辐射有着本质的不同，电脑辐射主要带来的是热效应，对精子质量影响有限。经常使用电脑对男性健康的有害性不是来自辐射，而是久坐和缺乏运动。一方面，睾丸对温度非常敏感，一般需要低于正常体温 1 ℃。而长时间久坐会导致会阴部温度过高，从而影响睾丸的生精功能（在这一点上，泡温泉、蒸桑拿、穿紧身裤也是有名的“精子杀手”）；另一方面，长期久坐会压迫前列腺，导致其血液循环障碍，引起前列腺炎，进而影响生育功能。我们建议：每坐 30~40 分钟起来活动一下，或者选择材质透气的椅子。

32. 中医认为弱精子症的原因是什么？

答：中医认为有 6 大因素会影响男性生育力：①先天禀赋不足：遗传原因，如先天性的克氏综合征、纯睾丸支持细胞综合征（无精子症）、促性腺激素释放激素缺乏症、隐睾、Y染色体微缺失等。②房劳过度：性生活（包括手淫）频率太高，超出了自身承受的范围，导致肾气亏虚而出现疲倦乏力、体力下降、记忆力减退等。因每个男性的身体素质不同，要根据个人情况来控制性生活的频率。③七情所伤：当今社会竞争激烈，思想压力大，久思则损伤脾胃，脾胃为后天之本，脾胃损伤则气血生化不足，肾失所养，久而肾虚精弱；“谋望高远，所望不遂”，做事不顺心意，肝气郁结，久而伤及肝血，精血同源，久而肾虚精弱。④饮食不节：现在物质条件极大地提高，吃得太好，肥甘厚腻损伤脾胃，进而伤及肾精。⑤作息不规律：现代人最大的问题就是熬夜。无论是熬夜工作，还是打游戏、看视频，都会耗伤肝肾。另外，不同于古人为了吃饱穿暖过于劳累，现代人身体缺乏锻炼，过于安逸，也会导致体弱多病，如糖尿病、高血压、脂肪肝、过度肥胖等疾病，都会影响精子质量。⑥淫毒：即性病，其中伤害最大的一种性病就是淋病。淋球菌感染以后会破坏输精管，影响精子的输送，严重者可导致无精。如出现尿痛、尿道口流脓等症状应尽早就诊。

总结起来，以上原因导致男性不育在病机上出现了两种情况，一种是实证，主要包括痰、湿、气滞、血瘀。另一种是虚证，首先就是肾虚，包括肾阳虚、肾阴虚、肾精亏虚；其次是气血不足，包括心脾两虚、肝血虚等。所以治疗上也应该分辨虚实，不应一味进补。

六、有精无子，“小蝌蚪”如何“找妈妈”

34 岁的杨先生与白女士结婚将近 5 年了，苦于膝下无子，辗转多地求医无果，经某医科大学附属医院生殖中心的医生介绍，前来我院就诊。查阅杨先生的前期检查检验报告发现，杨先生所患疾病为染色体异常所致的非梗阻性无精子症（克兰费尔特综合征（Klinefelter 综合征），又称 XXY 综合征）”，适合供精辅助生育。

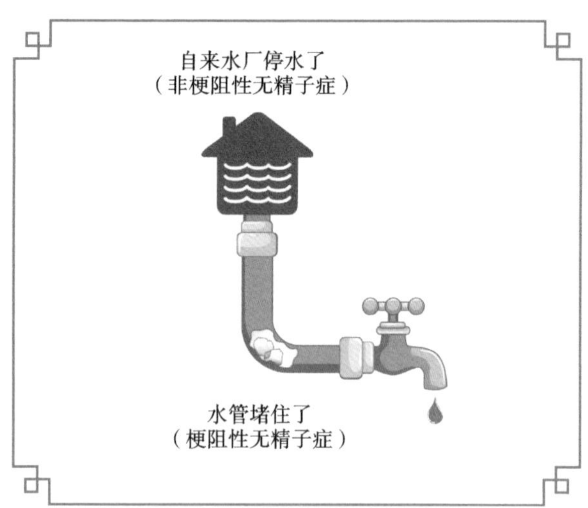

33. 什么是无精子症?

答：在进行两次或两次以上精液常规镜检时，若湿片中都没有观察到精子，实验室会对精液标本进行离心。以 3000 g 离心 15 分钟，将离心的标本再次进行镜检。在 200 倍或 250 倍的相差显微镜下，检查两张玻片。如果两张玻片中均未观察到精子，同时排除不射精和逆行射精等，即可诊断为无精子症。

34. 无精液症就是无精子症吗?

答：无精液症与无精子症是两个不同概念。精液由精子和精浆组成。精子由睾丸生精细胞产生，在附睾内成熟，通过输精管运输。精浆占精液的 95% 以上，主要由附属性腺分泌的附睾液、前列腺液、精囊液、尿道球腺液等共同构成。精浆中含有大量水、糖类、蛋白质、无机离子及细胞因子等各种成分，这些成分可以为精子提供营养和能量。平时，精子和精浆“各安其位”，在射精过程中，精子和精浆混合构成精液。无精液症指的是无精浆及精子射出，常见为不射精和逆行射精。无精子症是指射精时有精浆射出，但是精液中没有精子。

35. 无精子症的发病率高吗？

答：目前研究认为单纯男性因素不育症约占不育症总数的30%，无精子症患者约占男性人群的1%，占男性不育症患者的15%~20%。

36. 无精子症分为哪几种类型？

答：根据解剖结构，无精子症的经典分型如下。

（1）睾丸前性无精子症：主要为各种原因造成的促性腺激素水平低下所致的无精子症。其他外源性或内源性激素异常如雌激素、糖皮质激素过多，可导致生精小管和管周的不可逆性硬化，造成继发性睾丸功能衰竭致使精子发生减弱、成熟障碍，甚至无法产生精子。

（2）睾丸性无精子症：主要为基因异常和生精功能障碍两类。

（3）睾丸后性无精子症：主要由生殖道梗阻所致，包括输精管道发育不全、感染或医源性损伤。

根据精确诊断，无精子症的分型如下。

（1）梗阻性无精子症，临床表现为睾丸有正常生精功能，

由于双侧输精管道梗阻导致精液或射精后的尿液中未见精子或生精细胞。睾丸容积和血清激素水平基本正常。生殖系统超声检查可发现梗阻征象。根据超声检查得出的梗阻部位可细分为睾丸内梗阻、附睾梗阻、输精管梗阻、射精管口梗阻等。重点要明确梗阻部位、程度、范围，梗阻时间及梗阻原因等，从而选择合适的治疗方式。

（2）非梗阻性无精子症，即排除了上述梗阻因素的一类睾丸生精功能障碍性疾病，包括各种下丘脑垂体疾病所致的生精功能改变，以及不同病因所致的原发性生精功能衰竭。临床诊断时辅助检查没有发现明显梗阻征象，血清激素水平根据不同情况可表现为减低、正常或升高。这类患者的睾丸不能产生精子或只产生极少量精子，导致精液中无法找到精子。

37. 导致无精子症的原因有哪些？

答：导致无精子症的原因有很多，主要包括以下几种。

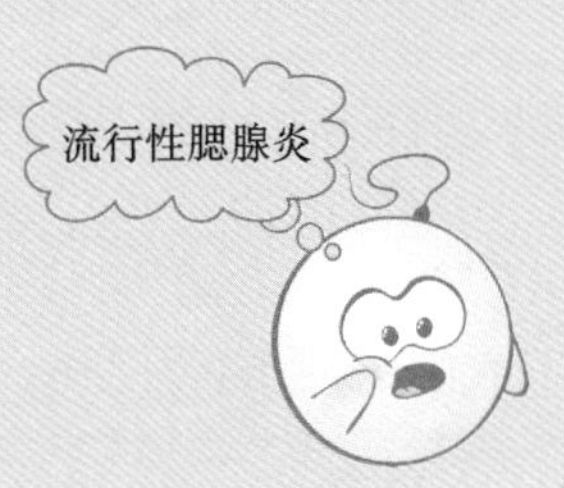

（1）先天性因素：如无睾症、睾丸未降（隐睾）、基因异常（染色体核型异常包括 Klinefelter 综合征、XX 男性综合征、Y 染色体微缺失和其他

基因突变等)、生殖细胞发育不良(纯睾丸支持细胞综合征等)、内分泌异常(特发性低促性腺激素性性腺功能减退症(IHH)和卡尔曼综合征(Kallmann 综合征))、输精管道发育异常。

(2)获得性因素:如创伤、睾丸扭转、生殖道感染(附睾炎、睾丸炎、附睾结核、生殖道梗阻等)、睾丸肿瘤、外源性因素(药物、毒素、长期服用棉籽油、放射线、热损伤等)、慢性系统性疾病(肝硬化、肾衰竭等)、精索静脉曲张、医源性损伤(输精管结扎术后、其他引起睾丸血管损伤或生殖管道梗阻的外科手术等)。

38. 网上说腮腺炎会导致无精子症，是真的吗?

答：是的，腮腺炎是由腮腺炎病毒引起的一种急性呼吸道传染性疾病，病毒除可感染腮腺外，也容易侵犯睾丸组织，引起病毒性睾丸炎。腮腺炎性睾丸炎可致睾丸内压的增高，引起睾丸实质缺血，造成生精上皮发生不可逆的玻璃样变和纤维化，引起压力性睾丸萎缩，部分腮腺炎性睾丸炎患者最终可发展成非梗阻性无精子症。这类患者多数可以通过显微取精和卵胞质内单精子注射技术获得与自己有血亲关系的后代。

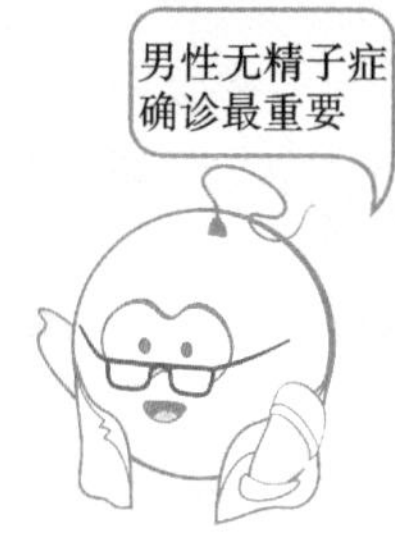

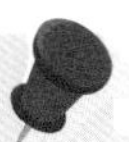

39. 梗阻性无精子症应怎么治疗？

答：主要根据梗阻的原因、程度、部位、性质和范围选择输精管道再通手术或辅助生殖治疗。对于无法实施外科手术或术后疗效欠佳的患者，可通过取精术获取精子后采用辅助生殖技术助孕。

（1）附睾输精管吻合术，适用于各种原因引起的附睾部位梗阻。进行附睾输精管吻合时，需确定远端输精管是否通畅，并根据手术探查的结果确定吻合的部位，需要一定的显微外科手术技巧。

（2）输精管吻合术，适用于各种原因导致的梗阻部位在输精管的梗阻性无精子症，如输精管结扎术后，输精管炎性闭塞，腹股沟区医源性输精管损伤等。

（3）精囊镜，适用于梗阻部位在精囊的梗阻性无精子症。其通过射精管进入精囊，循正常的精道解剖途径逆行依次检查精囊和射精管，发现病变后可同时在腔镜下进行处理。

40. 非梗阻性无精子症应怎么治疗？

答：一般情况较差的患者，如睾丸容积小、激素水平明显异常、Y 染色体微缺失等患者，可考虑直接选择供精生育或领养后代。其他患者可尝试对因治疗或经验性药物治疗，如治疗无效则可选择睾丸活检或显微取精术或进行组织病理学检查以明确睾丸生精状况。对因治疗主要针对合并严重精索静脉曲张的患者，尤其是伴睾丸萎缩者，术后睾丸生精功能可能改善而产生精子。药物治疗并无特效药，部分经验性药物治疗取得了一定疗效，但仍存在争议。手术治疗：对所有非梗阻性无精子症患者，只要患者主观意愿强烈，在明确告知患者手术风险的前提下，可实施包括显微取精术在内的各种取精术。在进行睾丸取精术前，必须根据患者的检测结果进行生精预测，对预测结果较差者，需与患者及其家属共同商讨以决定是否进行诊断性取精术。同时，无论采取何种取精术，如找到精子，应尽量超低温冷冻保存，用于后续辅助生殖助孕治疗。

41. 无精子症者如何选择辅助生殖技术？

答：对于拟行辅助生殖治疗的无精子症患者，获取精子的方法有很多。应根据患者自身状况、意愿以及不同诊断分型，

选择不同的方式。如为输精管缺如导致的无精子症，行附睾穿刺取精；其他情况导致的无精子症，行睾丸穿刺取精。

睾丸活检取精手术包括切开活检取精术、活检钳穿刺活检取精术、活检枪穿刺活检取精术、细针穿刺抽吸活检取精术、持续负压穿刺活检取精术、非负压穿刺活检取精术、显微取精术等。

七、精子也会玩"隐身"

"医生，您帮帮我好吗？我怎么每次精液检查都只能见到一两个精子呢？"某省生育专科医院男科门诊204诊室中，结婚3年同居未避孕未育的罗先生夫妇伤心、急切而焦虑地咨询着。

"你这种情况可以诊断为隐匿精子症，这提示睾丸生精功能受到严重损害，只要充分挽救睾丸生精功能，或者尽最大努力把这极少数的精子利用好，进行辅助生育是可以获得自己的后代的。"

生殖男科门诊总是充满各种故事，这里总在为孕育新的生命而努力，作为长期为男性生育而奋斗的医生，我们现在来详细解析一下隐匿精子症的点点滴滴。

42. 什么叫隐匿精子症？

答：当对男性精液标本常规镜检时，若湿片中没有观察到精子，实验室会对精液标本进行离心。以 3000 *g* 离心 15 分钟，将离心的标本再次进行镜检。在 200 倍或 250 倍的相差显微镜下，检查两张玻片。在任一玻片中观察到精子，则提示隐匿精子症。

43. 隐匿精子症适合做人工授精还是做试管婴儿呢？

答：按照国家《人类辅助生殖技术管理办法》的标准，隐匿精子症属于极度少弱畸形精子症的一大类。依据目前精液处理实验室的技术水平，精液处理回收后精子总数达到一千万，才能行人工授精。而隐匿精子症的精子总数远远低于该数值，因此只能选择试管婴儿技术助孕治疗。

44. 隐匿精子症者的精液中到底有多少精子呢？

答：隐匿精子症者的精液标本离心沉渣镜检每高倍镜视野偶见 0~1 条精子。

45. 隐匿精子症发生的原因是什么？

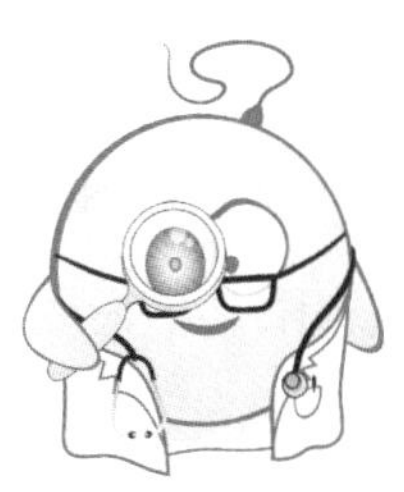

答：隐匿精子症发生的原因非常复杂，受到遗传、环境等诸多因素的影响。

（1）环境与职业暴露：长期暴露于氯仿、杀虫剂、焊接环境等中；长期吸烟、酗酒及熬夜等。

（2）感染因素：腮腺炎、睾丸炎、附睾炎及前列腺炎等。

（3）内分泌因素：下丘脑－垂体－性腺轴异常引起的疾病等。

（4）遗传因素：染色体异常或基因突变，如 Y 染色体微缺失等。

（5）其他因素：精索静脉曲张、泌尿生殖器手术创伤、恶性肿瘤放化疗后等。

46. 隐匿精子症有什么好的治疗方法？

答：隐匿精子症的治疗方式主要包括病因治疗、药物治疗及辅助生殖技术。

（1）病因治疗：如精索静脉曲张引起的隐匿精子症，可采取外科手术治疗，提高精子质量。对于明确输精管道部分梗阻的患者，确定梗阻部位后可采用外科手术治疗。

（2）药物治疗：主要通过调节下丘脑－垂体－性腺轴发挥作用，包括人绒毛膜促性腺激素（HCG）和尿促性腺激素（HMG）、芳香化酶抑制剂（如来曲唑）、雌激素受体拮抗剂（如他莫昔芬和氯米芬）等。

（3）辅助生殖技术：对于隐匿精子症患者，经过其他治疗无效时，可采用试管婴儿技术助孕治疗。

八、畸形精子的困惑

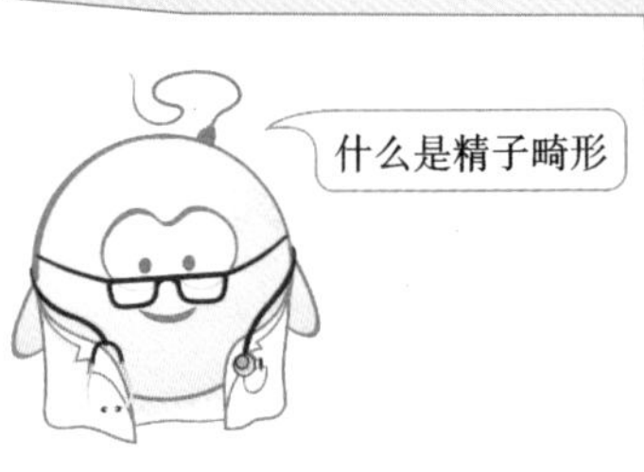

某天，一位患者拿着精液化验单急冲冲来到门诊，担忧地问：“医生，我的化验结果显示畸形率为99%，请您帮我看看，比例这么高，为什么会这样？我该怎么办啊？”很多婚前检查或者不育患者在进行精液形态学检查时，通常会发现这样一个显眼的词，即“畸形率”。畸形率即精子畸形率。那到底什么是精子畸形率？精子畸形率这么高，会生出畸形的孩子吗？精子畸形率升高对生育有什么影响？怎样才能降低精子畸形率呢？

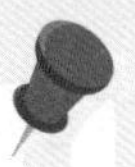

47. 正常形态精子是如何界定的？

答：人类精子形态的多样性，导致精子形态评估困难。学者通常通过观察女性性交后宫颈黏液回收的精子或者从卵子透明带表面回收的精子，来评估哪些形态的精子具备正常的受精能力。因此，现在关于正常形态精子的定义，仍存在一定的局限性。实际上精子形态在一定程度上反映了精子的功能。正常形态精子好比一个人一样，外观都要正常，五官要端正，五脏要俱全。正常形态精子百分率参考值≥ 4%，如果正常形态精子百分率＜ 4% 则为畸形精子症。

48. 正常形态的精子长什么样子？

答：在光学显微镜下观察，正常形态精子由头部（和颈部）和尾部（中段和主段）构成。头部光滑、轮廓规则，大体上呈椭圆形。顶体区可清晰分辨，占头部的 40%~70%，顶体区没有大空泡，并且小空泡不超过 2 个，空泡大小不超过头部 20%，顶体后区不含任何空泡。

中段应该纤细、规则，大约与头部长度相同。中段主轴与头部长轴成一条直线。残留胞质只有在过量时才被认为是异常的，即胞质超过了精子头大小的 1/3 时被认为过量残留胞质。

主段应该比中段细，粗细均一，其长度约 45 μm（约为头部长度的 10 倍）。尾部应没有显示鞭毛折断的锐利折角。主段可以自身卷曲成环状。

49. 精子的形态如何评估?

答：精子形态学评估存在几个困难，如缺乏客观性及存在主观判断差异等。目前主要通过记录异常形态精子的异常部位来进行评估。精子包括头部、颈部、中段、主段和尾段，由于通过光学显微镜很难观察到精子末段，因此可以认为精子是由头部（和颈部）和尾部（中段和主段）构成。只有头部和尾部都正常的精子才认为是正常的。所有处于临界形态的精子都应该认为是异常的。

50. 畸形精子的形态学如何分类?

答：人类精液标本中含有各种各样畸形的精子，包括头部畸形、中段畸形、主段畸形和过多的胞质残余体。目前认为畸形精子的受精潜能低，难与卵子结合。畸形精子可伴有DNA碎片的增加、染色体结构异常、不成熟染色质和非整倍体等。精子头部的形状最为重要，与受精相关，精子尾部（中段和主段）主要与精子游动能力有关。

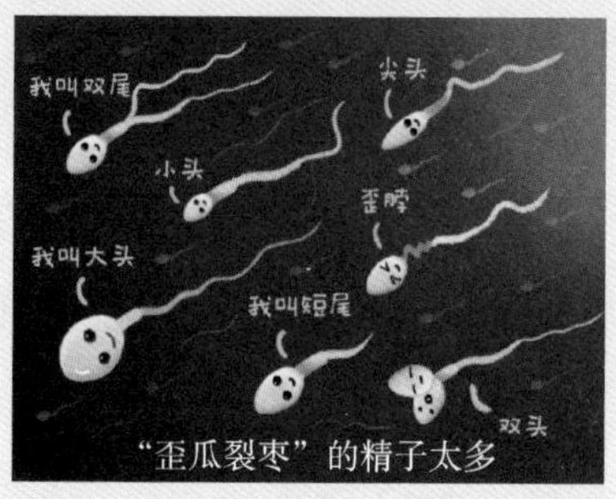

“歪瓜裂枣”的精子太多

51. 什么是多重精子缺陷指数?

答：形态学异常的精子通常有多种缺陷（头部缺陷、中段或主段缺陷，或这些缺陷的组合）。各种形态学异常发生率的检测可能比单一评估正常形态精子百分率更有用。记录形态学正常的精子，以及有头部、中段和主段缺陷的精子，用多重异常记录系统记录精子头部、中段和主段的每种缺陷，可以得出3

个指数：多重异常指数（MAI）、畸形精子指数（TZI）、精子畸形指数（SDI）。多重异常指数（MAI）是每个异常精子的缺陷的平均数。所有头部、中段和主段的缺陷都应计算在内。畸形精子指数（TZI）是缺陷总数除以缺陷精子数计算而得来的。精子畸形指数（SDI）是缺陷总数除以所数精子总数计算而得来的。

52. 畸形精子会与卵子结合吗？

答：正常形态精子头部为椭圆形，前端顶体区可以释放顶体酶，是进入卵子完成受精所必需的；尾部细长，与头部成一定的比例。受精的过程遵循优胜劣汰的自然法则。精子进入女性生殖道后就像进行一场马拉松比赛，超过 99% 的精子被淘汰，只有不到 1% 形态正常和活力好的精子能够通过宫颈、宫腔和输卵管与卵子相遇，一般最终只有一个精子识别并穿过透明带成功受精。因此在自然受精过程中，绝大部分精子是为了掩护正常精子使其和卵子相遇，畸形精子是没有机会受孕的。

九、吓人的血精

"医生，我有 20 天没行房事，但今天突然发现我射的精液里带有少量红色，周身没有不适的地方，只是最近发现我的后腰有点酸痛，这是什么病啊？"郑先生焦急地问道，"我拍了一个照片，你帮我看看好吗？这个严重吗？我是不是快死了啊？"

"不用紧张，这就是我们常说的血精！"

53. 为什么我的精液是红色的？

答：红色的精液最常见于血精。血精是指精液中混有新鲜或陈旧的血液。目前为止，临床上该病的发病机制尚不明确。近年来发现，在参与筛选前列腺癌的人群中血精的发病率为 0.5%。该病在平均年龄为 37 岁的青壮年中最为多见。

54. 血精有什么临床表现呢？

答：大多数血精患者，往往无特殊不适，仅在射精时看到红色的精液。血精是无痛的、良性的和自限性疾病，但会给患者带来极大的恐慌和不安。对于顽固性、复发性血精，特别是年龄超过 40 岁的患者，要特别警惕其潜在的疾病。

55. 出现血精要注意观察什么？

答：要注意射精的精液量，注意血精的颜色、出现的频率，同时还应确定是否有伴随症状，同时应排除性伴侣出血的可能。

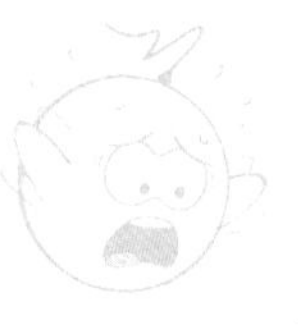

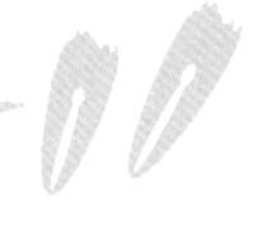

56. 导致血精的原因有哪些？

答：血精常见于较长时间无性生活、性生活过于频繁剧烈者。随着影像学检查和实验室检查技术的发展，研究发现感染是血精最常见的病因，占所有病例的 40%。其他原因还包括：肿瘤，

如前列腺癌、睾丸癌等；医源性因素，如前列腺穿刺、前列腺手术、放疗、痔疮注射治疗等；梗阻或囊肿，如精囊囊肿、前列腺囊肿等；血管异常，如动静脉畸形、前列腺血管瘤、精囊和精索血管瘤等；全身因素，如出血性疾病、肝脏疾病、高血压等；其他因素，如肺结核、血吸虫感染、服用华法林等抗凝药物等。

57. 出现血精要做哪些检查?

答：目前很多辅助检查都可以用于血精诊断，但是每种技术各有利弊，应该视具体情况而定。常规实验室检查包括精液常规、尿常规、中段尿培养及药敏试验、尿道分泌物筛查、尿道脱落细胞学检查等。影像学检查如下：①磁共振，可以较清晰地显示末梢脉管系统，能够显示精囊或前列腺出血，缺点是价格昂贵。②经直肠超声检查（TURS），是一种安全、无创、价廉和具有较高分辨率的影像学技术，能检出精囊、输精管、射精管和前列腺的异常。③经尿道精囊镜检查（TSV），是一种利用输尿管镜来诊断和治疗精囊疾病的技术，能够直接地显示精阜、精囊和射精管的微小变化，并且能够用来做活检和干预性治疗。

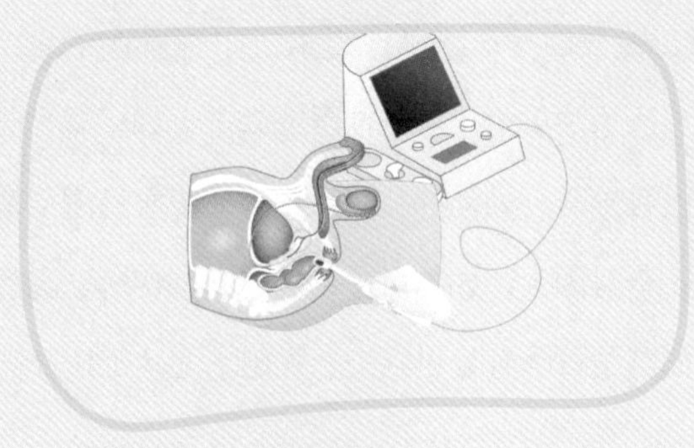

58. 血精应如何治疗呢?

答：临床上，绝大多数血精患者能自愈。因此，血精患者首先要消除紧张、焦虑的情绪，使自己身心愉悦。治疗要以病因治疗为主，对感染引起的血精可选用抗病毒、抗细菌或抗寄生虫的药物。对于顽固性血精，应及时到医院就诊，必要时行经尿道精囊镜检查（TSV）。

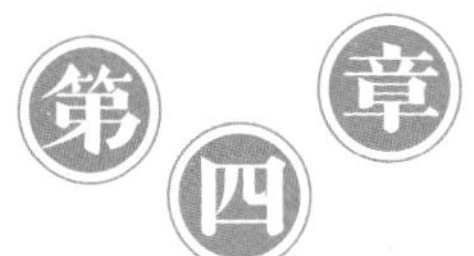

生育力保存让男性永葆“青春”

自精保存：为自己的精子买份保险吧

小明今年 18 岁，他想趁自己年轻的时候将自己“身强力壮”的精子保存起来，而且保存精子也能为自己多留一份“保险”，以防将来出现意外时，可以使用自己现在冻存的精子生育自己的孩子。可是他对保存精子这件事也存在一些顾虑，不知道自己才 18 岁，能不能保存精子？保存的话，能存多久？保存的精子会不会有被别人的精液污染的风险，安不安全？

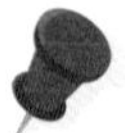

1. 青少年可以保存精子吗？

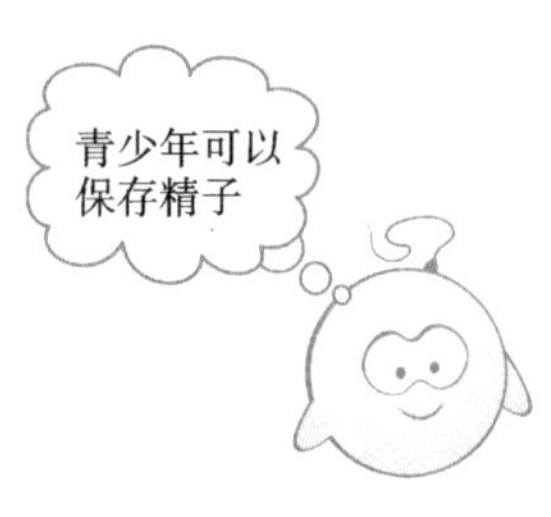

答：可以。目前认为青春期及青春期后的男性可采用冷冻精子来进行生育力保存，在未来考虑生育时，可将保存的精子取出来复苏并借助辅助生殖技术生育后代。不同来源的精子因数量和成熟度不同，冷冻保存方法也不尽相同。精子的来源分为三类：①射出精子，常用的获取方法为手淫法，不射精患者可以采用阴茎震动器或电按摩刺激诱导射精，但需要在专业人员的严密观察下进行，取精前禁欲 2~7 天。②附睾来源精子，主要获取方法为附睾切开取精术、显微外科附睾精子抽吸术和经皮附睾穿刺精子抽吸术。③睾丸来源精子，主要获取方法为睾丸细针抽吸术、睾丸活检术和睾丸显微取精术。质量良好的精子可直接添加冷冻保护剂进行冷冻保存，无需特殊处理。质量差的精子，如严重的少、弱、畸形精子症，手术获取的附睾或睾丸精子等，可采用玻璃化冷冻或微量精子冷冻等方法，以获得较好的冷冻复苏效果。

2. 精液可以长期保存吗？

答：目前，精液保存最常用的方法是液氮冷冻保存法。液氮的沸点为 −196 ℃，在此温度条件下，精子会进入休眠状态，基本停止了其体内的分子运动及代谢作用。由于精液在冷冻过程中，精子中的细胞外液会产生微小的冰晶，这会使精子脱水皱缩，从而对精子造成损伤。因此，对精液进行冷冻前，会加入适量的冷冻保护剂，以减少冰晶对精子的损伤破坏。常用的冷冻保护剂为“甘油－卵黄－柠檬酸盐”冷冻保护剂。加入保护剂后，将精液放在液氮上一定高度的位置进行液氮蒸气冷冻 25 分钟，最后放置在液氮（−196 ℃）中可长期保存。有研究发现精子在液氮中储存 5~10 年，精子的生物学性状没有太大改变。也有报道称使用冷冻保存了 28 年的精子，通过辅助生殖技术成功生出了孩子。但由于存在伦理问题，精液冷冻保存不宜超过 20 年。

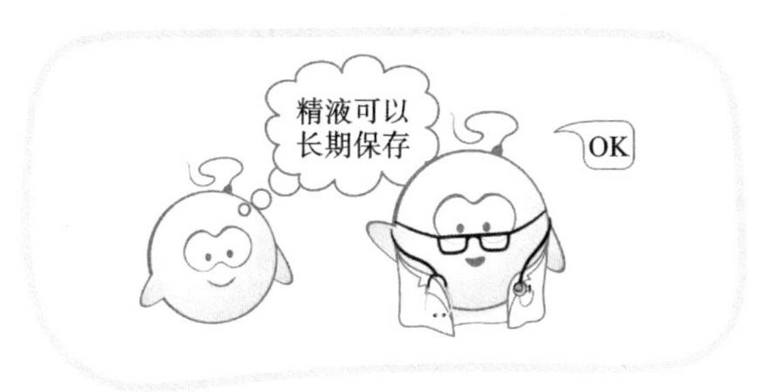

3. 自精保存者的精液会发生交叉污染吗?

答: 不会发生交叉污染。

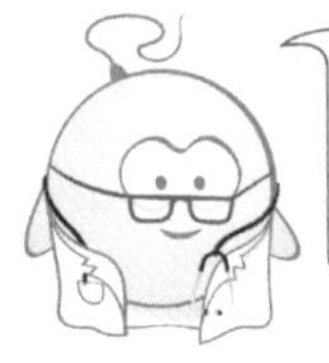

您的精液住在封闭式单间（密封管），用着无菌配套设施，不会交叉感染！

①自精保存者在冻存精液前会先进行一次全面体检以及会进行血液学检查、性传播疾病（乙肝、丙肝、梅毒、淋病、艾滋病，衣原体、支原体、巨细胞病毒、风疹病毒、单纯疱疹病毒、弓形体感染）检查，对于出现异常结果的自精保存者，精子库会告知并建议其咨询医生后再决定是否继续冻存，或先进行治疗后再冻存。②精液接触的容器和工具均是无菌、一次性的，不会重复使用；必需的体外操作都在超净工作台里完成，每次只处理一份标本，以避免操作过程中产生交叉污染。③每一份冻存的精液都会留样进行精液细菌检测，若检查结果显示有致病菌生长，则会及时告知自精保存者，并按照自精保存者的意愿继续保存或销毁存在污染的批次，进行治疗后再次保存精液。④分装好的精液会被存放在气相罐中，这能避免普通的液氮储存罐中存在的交叉污染的危险。也可设置不同的储存罐，把携带同一种病毒或细菌的自精保存者的精液归类储存在同一个储存罐里。⑤自精保存者冻存的每一管精液都是用热封口的密封管存放的，每一管都完全封闭，不存在液体串流的情况。所以，自精保存者的精液不会发生交叉污染，可以放心保存。

4. 年轻的时候不想生育，先到精子库保存精子以后再用行吗?

答：由于社会、经济及工作压力等各种因素的影响，推迟生育已成为当今社会上的普遍趋势。专家建议，年轻男性可以到精子库买“生殖保险”，即将自身精液以冷冻方式储存于精子库，以便将来需要生育时使用。

“生殖保险”是人类精子库的一项非常重要的工作内容，并且精液的冷冻保存已经是一项安全、成熟的技术。虽然精液的冷冻过程会对精子造成损伤，尤其是会影响精子的活力，但随着人类精液低温冷冻技术的不断改进及辅助生殖技术水平的不断提高，尤其是卵胞质内单精子注射技术的应用，辅助生殖技术对精液冻融复苏后的活动精子总数的要求越来越低。而在妊娠及子代健康方面也有许多文献报道，使用冷冻精液实施的辅助生殖技术在自然流产、异位妊娠、妊娠分娩、子代出生缺陷及健康状况等方面与自然妊娠无差异，采用冷冻精液实施辅助生殖技术是安全、可靠的。并且，我国目前已针对男性“生殖保险”出台了较为完善的法律法规，如《人类精子库管理办法》《人类精子库伦理原则》中对人类精子库在自身精液保存工作的开展、使用等方面做出了详细的规定。

5. 何谓自精保存？适合哪些人群？

答：自精保存是指有需要的人群出于生殖保险的目的，在人类精子库冻存自身精液以备将来使用。自精保存适合以下人群：①在接受辅助生殖技术时，有合理的医疗要求，如取精困难者和少、弱精子症者；②出于生殖保险的目的，男性在其接受致畸剂量的放射线、药品、有毒物质、绝育手术之前，以及夫妻长期两地分居，需保存精子准备将来生育等情况下可要求保存精液。

6. 自精保存的禁忌证有哪些？

答：如果有以下情况，精子库不能提供自精保存服务：①丙肝病毒、艾滋病病毒等病原携带者。②精液预冷冻试验认为不适合进行精液保存的人群。③其他：无主观行为能力的人群（如精神疾病患者等）。

现在年轻，不想生孩子，
先将精液保存起来，
以后再用可以吗？

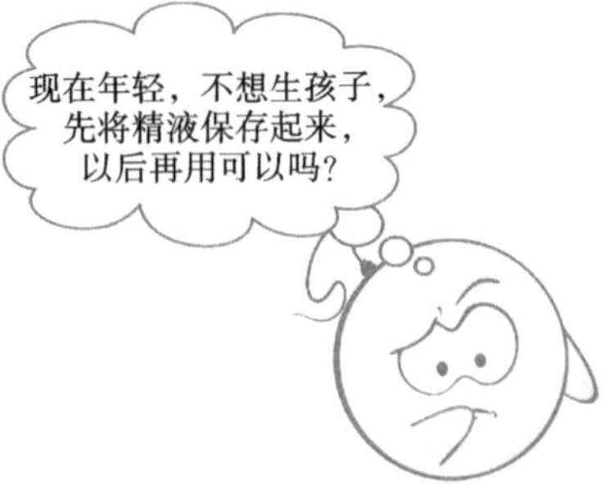

7. 自精保存的流程是怎样的？

答：自精保存按以下流程进行：①签署自精保存知情同意书。②进行精液检查及预冷冻试验（禁欲3~5天）。③血液化验及体检，包括血型、传染性疾病、染色体检查等。④签署精液保存协议书，开始保存精液。⑤应急程序：主要针对一周内必须进行相关治疗（如放疗、化疗、手术）的患者。

8. 自精保存需要做哪些检查？

答：自精保存者在保存精液前需要进行相关检查，检查项目包括精液常规分析、精液病原体检查（淋球菌、衣原体、支原体、细菌培养）和血液学检查（乙肝、丙肝、梅毒、艾滋病、致畸四项、地中海贫血、葡萄糖-6-磷酸脱氢酶（G6PD）、无精子症因子（AZF）以及染色体检查等）。

9. 自精保存者保存多少份精液合适?

答：精液保存每份 1 ml，具体保存份数应根据精液质量及将来使用精液时的助孕方式来综合考虑。如果精液质量好，可以采用人工授精助孕，建议保存 8 份（每份 1 ml，预计 3 个周期的人工授精的量，若没有怀孕，还可做 2 个周期的试管婴儿治疗）；如果精液质量较差，不适合做人工授精，建议保存 2 份，可做 2 个周期的试管婴儿治疗。此外，对于应急保存精液的自精保存者，若精液量少，也可以考虑每份保存 0.5 ml 或更少容量，至少保存 2 份。

10. 自精保存者的精液如何使用?

答：自精保存者的精液使用流程：①至少提前 1 个月预约，存精者向精子库提出用精申请。②只能在经卫生部门批准并与人类精子库签订供精协议的生殖中心使用。③精液不能自行提取，必须由人类精子库工作人员与生殖中心进行相关的交接手续，相关运输费用由申请提取方承担。④提取精液时，须向人类精子库提供以下材料：身份证原件、结婚证原件以及预行辅助生殖技术的医院证明。

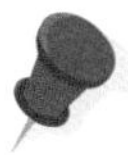

11. 肿瘤患者去世后，其妻子能使用他生前冻存的精液怀孕吗？

答：对于死后生殖问题，我国法律没有明确规定。原卫生部文件《人类辅助生殖技术规范》（2003 修订版）在关于实施技术人员的行为准则中明确规定：“禁止给不符合国家人口和计划生育法规和条例规定的夫妇和单身妇女实施人类辅助生殖技术”“必须严格遵守知情同意、知情选择的自愿原则”“同不育夫妇签署相关技术的知情同意书”。这意味着在我国实施辅助生殖技术针对的仅是存活的不孕不育夫妇，并强调不孕不育夫妇本人的知情同意。现阶段合法医疗机构不能将已世肿瘤患者的冻存精液用于辅助生殖技术。人类精子库不能发放肿瘤患者生前冻存的精液。现阶段肿瘤患者去世后，其妻子不能使用他生前冻存的精液怀孕。

12. 担心高龄因素对子代的影响，可以使用捐献者的精子生育吗?

答：父亲年龄增大对子代健康的影响仍然不明确，针对高龄的优生咨询很难给出明确的答案。有人认为子代在宫腔内的发育和存活受到母亲和父亲的影响，高龄父亲可能使子代的死产率和早产率增加。有人担心父亲高龄时，身体状况没有年轻时健康，子代发生遗传性疾病和出生缺陷疾病的机会高很多。但在我国，临床上使用捐献者的精子生育有着严格的适应证。这些适应证包括：①男方有不可逆的无精子症、严重的少精子症、弱精子症和畸形精子症；②输精管复通失败；③射精障碍；④适应证①②③中，除不可逆的无精子症外，其他需行供精人工授精技术的患者，医务人员必须向其交代清楚，通过卵胞质内单精子注射技术也可能使其有与自己有血亲关系的后代，如果患者本人仍坚持放弃通过卵胞质内单精子注射技术助孕的权益，则必须与其签署知情同意书后，方可采用供精人工授精技术助孕；⑤男方和（或）家族有不宜生育的严重遗传性疾病；⑥母儿血型不合，不能得到存活新生儿。单纯担心高龄因素对子代的影响，是不能使用捐献者的精子生育的。除非伴有上述六种情况中的任意一种，才可以使用捐献者的精子生育。我国

的人类精子库现已提供生殖保险服务，可能面临高龄生育的男性，可以选择在年轻时去精子库保存自己的精子以备将来生育使用，这样就不用再担心高龄对子代的影响。

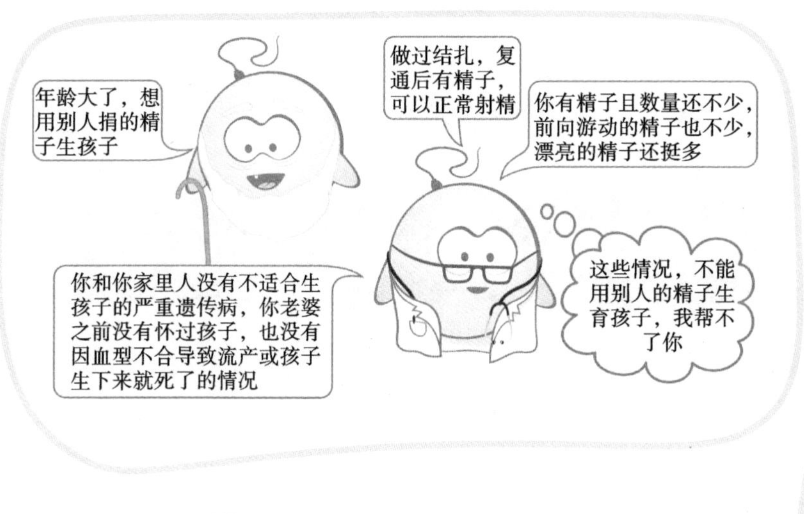

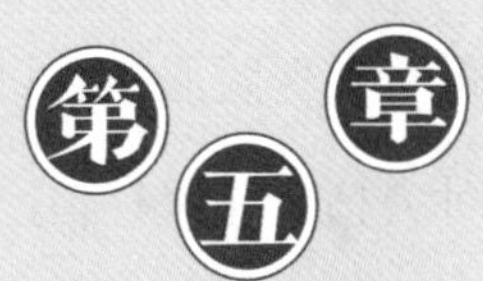

科学助孕成就“爸”业

一、条条大道通罗马，“爸”业不是梦

（一）人工授精祝您好“孕”

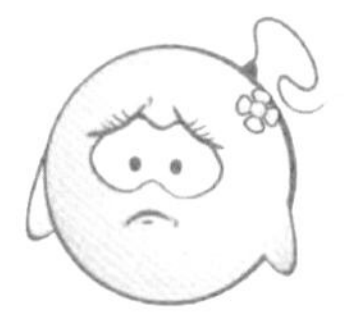

李小姐29岁，不孕2年，完善不孕相关检查后未发现明显问题，丈夫有轻度的少、弱精子症，医生建议她先尝试“人工授精”助孕。李小姐满怀期待地问：“医生，人工授精成功率有多少？”“用丈夫精液的人工授精妊娠率大约15%。”“额……”后面的情形可想而知，大多数人听到这个妊娠率都觉得实在太低了。那为什么医生依然会建议一些人进行人工授精呢？

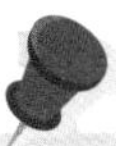

1. 什么是人工授精？

答：人工授精是指在女性排卵期内，用人工的方式将优选后的精子送入女性生殖道内，使精子与卵子自然结合，从而提高受孕率的一种辅助生殖技术。相比于试管婴儿技术，人工授精具有简单、安全、非侵入性、不需要昂贵的仪器和设备等特点，成为全球范围内应用最为广泛的助孕技术，其特点在于“优化”和“送入”。优化是指拿出好的，在几亿个丈夫的“小蝌蚪”中优选出数百万个“健将”；送入是指直达目的地，相当于给精子提供专车服务，避免优质精子迷路或被挡于宫颈大门外。再结合监测排卵技术，人工授精在正确的时间将优质精子送到正确的位置，所以能增高受孕率。

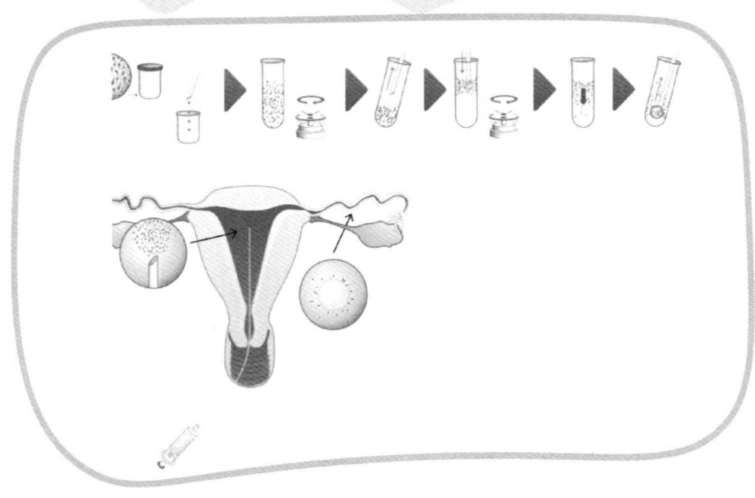

2. 人工授精有哪些类型？

答：（1）按照精子来源，人工授精可以分为来自丈夫精液的夫精人工授精和来自第三方精液的供精人工授精两大类，其中供精人工授精精液来源于经国家卫生部门审批的人类精子库。

（2）按精子注入部位，如阴道、宫颈管、宫腔、输卵管、卵泡内和腹腔，可分为阴道内人工授精、宫颈内人工授精、宫腔内人工授精、输卵管内人工授精。临床上最常用的是宫腔内人工授精。

（3）按人工授精精液储存的时间可分为两类：鲜精人工授精和冻精人工授精，前者一般用于夫精人工授精，后者多用于供精人工授精或者男性生殖储备后的夫精人工授精。

3. 人工授精的成功率如何？

答：影响人工授精的因素较多，个体间差异亦较大，夫精人工授精按周期算妊娠率大约为 15%。比起不孕不育夫妇 100% 的心理预期和试管婴儿 50%~60% 的妊娠率，人工授精成功率确实较低；但比起不孕不育夫妇试孕 1 年，月月为 0 的妊娠率还是高了很多。

4. 哪些情况可以进行夫精人工授精？

答：临床上实施夫精人工授精常见的指征主要包括：男方因少精、弱精、液化异常、性功能障碍、生殖器畸形等不育；女方因宫颈因素、子宫内膜异位症（轻中度）不孕；免疫性不育；生殖道畸形及心理因素导致性交不能等不育；排卵障碍且诱导排卵治疗指导性生活妊娠失败者；其他不明原因的不孕。

5. 哪些情况可以进行供精人工授精？

答：供精人工授精适用于不可逆的无精子症，严重的少精子症、弱精子症和畸形精子症（包括先天性睾丸发育不全、双侧隐睾等）；输精管复通失败。以上除不可逆的无精子症外，其他需行供精人工授精技术的患者，医务人员必须向其交代清楚，通过卵胞质内单精子注射技术也可能使其有与自己有血亲关系的后代，如果患者本人仍坚持放弃通过卵胞质内单精子注射技术助孕的权益，则必须与其签署知情同意书后，方可采用供精人工授精技术助孕。另外，男方或家族有不宜生育的严重遗传性疾病以及母儿血型不合而不能得到存活新生儿，也属于供精人工授精的适应证范围。

6. 什么是促排卵周期人工授精?

答：促排卵周期人工授精主要用于排卵障碍、原因不明不孕和自然周期人工授精失败者。人工授精中是否采取促排卵方法，取决于女方情况。根据不孕原因、卵巢功能状态、个体卵巢反应差异以及药物作用特点选择促排卵治疗的方案，一般于月经第 3~5 天使用促排卵药物，阴道 B 超监测卵泡及内膜发育情况，授精前使用 HCG 可以促使卵泡最后成熟及触发排卵，有助于选择合适的人工授精时机。临床上通常结合超声监测和血或尿 LH 峰值来判断 HCG 注射时间，注射 HCG 后 24~36 小时行宫腔内人工授精。促排卵周期人工授精可以取得相对较高的妊娠率，但有多胎妊娠的风险。

7. 什么是自然周期人工授精?

答：接受人工授精治疗的女性卵巢必须具有卵泡发育成熟的能力，根据不孕原因和有无自发排卵的情况，人工授精可分为自然周期人工授精和促排卵周期人工授精。规则的、有排卵的月经周期是接受自然周期人工授精妇女的必备条件，这种方式几乎就是自然妊娠，安全性也是最高的。一般从月经来潮第 10 天开始用 B 超监测卵泡和子宫内膜发育情况，这是监测排卵指导宫腔内人工授精最直观的方法，再结合 LH 峰值情况确定宫腔内人工授精的时机，一般在 LH 峰出现后 24 小时左右进行人工授精。

8. 哪些情况不能进行人工授精治疗？

答：女方因输卵管因素造成的精子和卵子结合障碍，如双侧输卵管阻塞或切除等；女方有不宜妊娠或妊娠后导致疾病加重的全身性疾病，妊娠后这些疾病可能会危及患者生命安全，如严重的心脏病、肾炎、肝炎等；夫妇任何一方或双方患有严重的精神疾病、泌尿生殖系统急性感染、性传播疾病；女方生殖器官严重发育不全或畸形；夫妇任何一方具有吸毒等严重不良嗜好，任何一方接触致畸量的放射线、毒物、药品并处于作用期；夫妇双方对人工授精尚有顾虑、未签署知情同意书。

9. 进行人工授精治疗的夫妇双方要具备什么基本条件？

答：女方在进行宫腔内人工授精治疗前通过腹腔镜检查、子宫输卵管造影或子宫输卵管通液检查等来诊断，至少有一侧输卵管通畅，精子与卵子结合之间没有机械障碍；卵巢功能正常，在自然周期或促排卵药物治疗后有正常卵泡发育，具有排卵能力；子宫发育正常或虽有异常但不影响人工授精的操作和胎儿的孕育，具备接收胚胎的能力。男方能在体外收集到精液，射出的精液中有足够多的活动精子，洗涤处理后前向运动精子总数 >1000 万。

10. 人工授精前期需要做哪些检查?

答：双方均需要进行传染性疾病检查，生殖道感染性疾病检查，身体一般状况如血尿常规、肝肾功能检查。除此以外，男方需行精液检查（禁欲 2~7 天）；女方进行妇科 B 超检查了解子宫附件发育情况，子宫输卵管造影或 B 超监测下子宫输卵管通液，性激素及卵泡监测等。

11. 一个人工授精周期一般需要多长时间?

答：一个人工授精周期的时间一般由手术前检查时间、卵泡发育监测时间和手术时间三部分组成。进行宫腔内人工授精治疗前双方必须进行必要的术前检查，对于影响手术的疾病，需要治愈后才可以进行宫腔内人工授精。不同患者监测卵泡发育的次数和时间也不尽相同，所以一个宫腔内人工授精周期的时间主要由术前检查和卵泡监测时间来决定，因人而异，需要 1~2 个月。

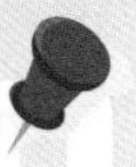

12. 人工授精大概需要经过哪些过程？

答：首先，接受人工授精治疗的夫妇双方要进行详细的相关检查，明确适应证，排除禁忌证，确认具备人工授精治疗的条件，签署相关知情同意书，凭检查结果、结婚证及双方身份证建立自己的人工授精档案；其次，患者通过B超监测卵泡，估计排卵日，选择最佳的授精时间；最后，当卵泡成熟时，手术日丈夫用手淫法取精，将经优化处理后的精子悬液注入妻子宫腔内，第二天B超检测卵泡是否已经排出，14天后检查是否妊娠。

13. 做人工授精到底什么时间比较合适呢？

答：精子和卵子适时的相遇是受精的前提，所以选择合适时机进行人工授精是成功受孕的关键。研究表明，在排卵前48小时至排卵后12小时内授精最容易成功。正常生理情况下，精子在女性生殖道的存活时间受局部环境的影响，在阴道内仅能存活 2.5 小时，在宫颈管内存活 2 天左右，在宫腔内存活时间为 24 小时，在输卵管内存活大约 1 天；相对精子而言，成熟卵母细胞维持的受精时间较短，一般在 24 小时内，尤其在 12 小时内受精能力较强。因此，选择合适的人工授精时机有利于提高人工授精的周期妊娠率，也就是说在排卵窗口期内进行授精最为合适，而正确预测排卵时间是掌握宫腔内人工授精（IUI）时机的关键。

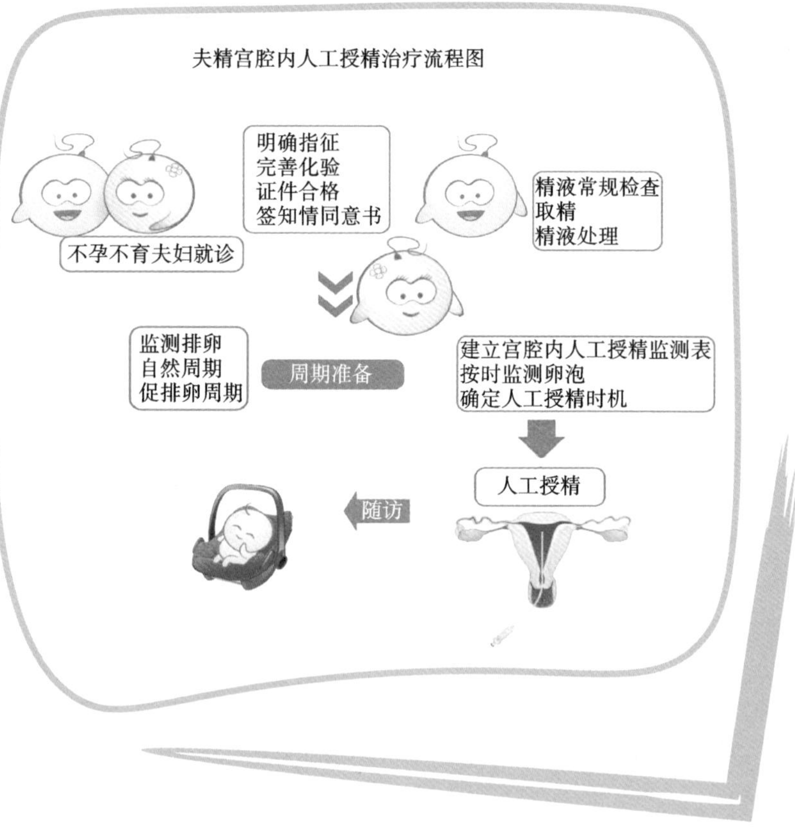

夫精宫腔内人工授精治疗流程图

不孕不育夫妇就诊

明确指征
完善化验
证件合格
签知情同意书

精液常规检查
取精
精液处理

监测排卵
自然周期
促排卵周期

周期准备

建立宫腔内人工授精监测表
按时监测卵泡
确定人工授精时机

人工授精

随访

14. 人工授精时为何要对精液进行处理？

答：人工授精的精液必须经过洗涤优选处理，这是该技术关键的环节之一，直接影响着人工授精的成功与否。人工授精精液处理的目的：减少或去除精液中的细胞碎片、精浆中的免疫物质、前列腺素等引起子宫痉挛性收缩的成分；降低精液的黏稠性；尽可能去除死精子和其他细胞，以及有毒的或其他生物活性物质或活性氧类物质；回收足够数量的具有正常形态和功能的精子，达到符合人工授精要求的精子密度和容量；促进精子获能，改善精子受精能力。

15. 人工授精的精液如何进行处理？

答：人工授精的精液处理方法有很多，包括离心沉淀法、精子上游法、梯度密度离心法等。有关研究表明，上述处理方法没有存在明显差别而需要着重推荐，采用何种方法主要取决于精液量、精子计数和活力，以及白细胞、精子抗体、细胞碎片等因素。

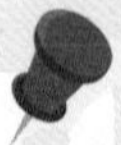

16. 人工授精术前或手术当晚同房可以提高成功率吗？

答：人工授精术前不建议同房，主要考虑到男方反复排精比较容易影响进行人工授精时精液质量。另外也避免引起可能的生殖道炎症。人工授精手术中，医生将处理后活力好、足够量的精子注入宫腔内，无需再次同房，而且性生活容易导致子宫出现收缩的状态，不利于胚胎着床，出现宫外孕或者着床失败，同房也会增加宫腔感染的风险，所以人工授精术后一周内不宜同房。如果人工授精成功的话，妊娠早期三个月内也尽量不要同房，避免流产，如果处理不当，可能遗留生殖器官炎症，或因大出血而危害孕妇健康，甚至危及其生命。

17. 人工授精术后需要注意什么？

答：人工授精手术一般在2~3分钟完成，此过程完全模拟正常受孕生理过程，术后没有需要特别注意的事项，主要是保持放松的心态并注意以下几点：①术后在手术观察室静卧30分钟左右，即可正常行走活动，无需住院。②根据手术日排卵情况，遵医嘱确定是否需要术后次日来院进行B超检查。③可以正常工作、生活，不需要长时间卧床休息。放松精神，不要过度劳累，避免一切强烈的精神刺激和身体刺激，洗澡时应采用淋浴的方式，不要盆浴。④适当加强营养，补充叶酸，若医生要求服用黄体支持类药物，须按照医生的指导准确用药。⑤若出现异常情况应该及时前往医院检查或联系医生，以便采取相应措施。⑥术后 1 周内尽量避免同房，以防感染。⑦术后 2 周抽血或用试纸验孕，如果本周期未怀孕，按照医嘱进行下个周期准备。

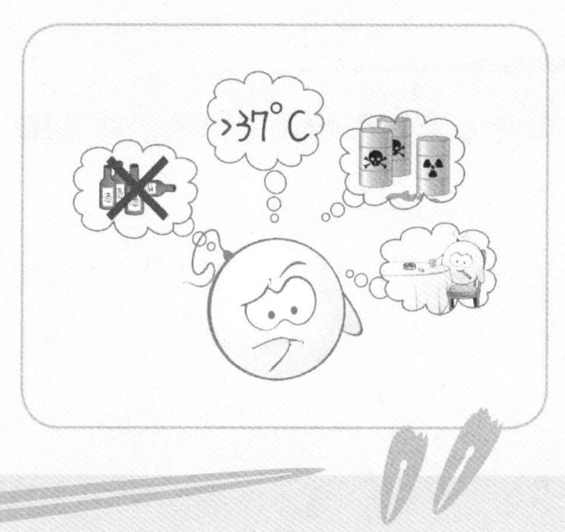

18. 人工授精时男方需要做哪些准备工作?

答：人工授精并不是女方一个人的事，而是由夫妻双方相互支持和配合来共同完成的。为了避免取精时出现精子质量不合格的现象而影响人工授精周期的顺利进行，男方需要做这些准备：戒烟戒酒，保持良

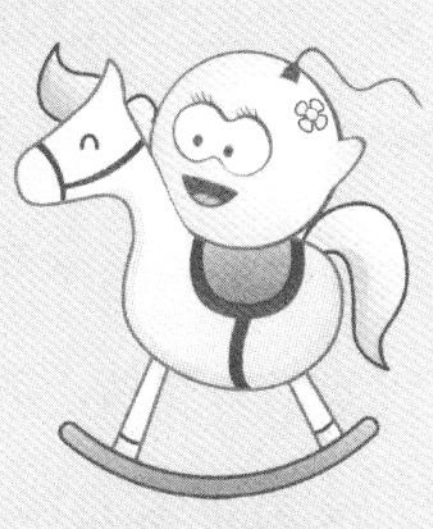
“马上”怀孕

好的生活规律，不熬夜；积极锻炼，保证营养均衡，补充多种维生素；如果有生殖系统炎症，需要积极配合治疗；若平日取精困难，应提前与男科医生沟通，做好相应准备工作，尽量减轻手术当日取精的压力。另外，男方是整个治疗过程中心理上的主体，应该负责调整好双方的情绪，尽量让双方保持平静乐观、积极向上的心态，这也是影响人工授精成功率的一种不可忽视的因素。

19. 有哪些因素会影响人工授精的成功率？

答：人工授精的成功率每个周期为 10%~20%，三个周期累积妊娠率可达到 30%~50%。影响人工授精成功率的因素很多且复杂，主要包括不孕不育夫妇双方的年龄、不孕不育原因、周期准备、不孕年限、排卵前优势卵泡的数量、精子质量、手术时机的把握及精子来源等。如果患者双方比较年轻，女性输卵管及排卵情况均较好，则成功率较高。当女方的年龄超过 35 周岁，人工授精成功率就会显著降低；继发不孕的人工授精成功率高于原发不孕，因宫颈因素不孕的患者较容易人工授精成功，而不明原因不孕和子宫内膜异位症患者人工授精的成功率相对较低；男性精子活力较好的，人工授精成功率自然高于精子活力较差的；在排卵前 24 小时至排卵后 12 小时内授精最容易成功。

20. 输卵管堵塞了还可以做人工授精吗？

答：输卵管是女性生殖系统重要的器官之一。如果输卵管堵塞，即使精子到达宫腔内，也无法与卵子相遇形成受精卵，所以输卵管堵塞会影响人工授精的成功率。如果输卵管只有一侧是通畅的，那么还可以进行人工授精治疗；若是通而不畅，则会影响输卵管的功能，宫腔内人工授精的成功率会降低；如果两侧输卵管都堵塞了，就无法进行人工授精治疗。因此输卵管完全堵塞的女性一定要先治疗，如果输卵管堵塞不能经过治疗恢复正常，建议做试管婴儿治疗来实现生育需求。

21. 人工授精术后会有并发症吗？

答：人工授精的并发症是比较少见的，多数并发症是接受人工授精之前采用促排卵药物引起的，比如卵巢过度刺激综合征（OHSS）、多胎妊娠、少量宫颈黏膜或子宫内膜出血、盆腔感染、下腹部疼痛等。因此，进行人工授精治疗，应当选择正规医院，减少并发症，同时也要做好心理准备，出现并发症时要及时采取措施。

22. 人工授精治疗一般需要多少个周期?

答：国内临床规范建议应安排 3 个以上的人工授精周期，如果 3~4 个周期后还没有怀孕，需要重新评估不孕的原因，建议行试管婴儿治疗。对 40 岁以上不明原因的不孕妇女行人工授精治疗，婴儿出生率较低，应尽早考虑试管婴儿治疗而不必多次行人工授精治疗。需要临床医生根据患者的实际情况做出判断，制订合理的治疗方案。

（二）精子与卵子的“姻缘”趣事

王先生和他的妻子因为不育问题已经治疗多年。他们总认为吃药就能解决问题。没想到，不断调换药物治疗 5 年多，夫妻俩都超过 40 岁了，妻子还是没能怀孕。他们觉得这样下去不行。不过，想到现在医学技术这么发达，就转而要求医生协助做试管婴儿治疗。但是，医生在了解全面情况后提醒，王先生妻子错过了最佳生育年龄，且卵巢功能欠佳，成功率会较低，因此要对失败有思想准备。医生讲述的一个个新鲜名词，让王先生和他的妻子有点懵！别着急，让我们先来了解一下试管婴儿方面的知识吧！

23. 什么是体外受精－胚胎移植技术？

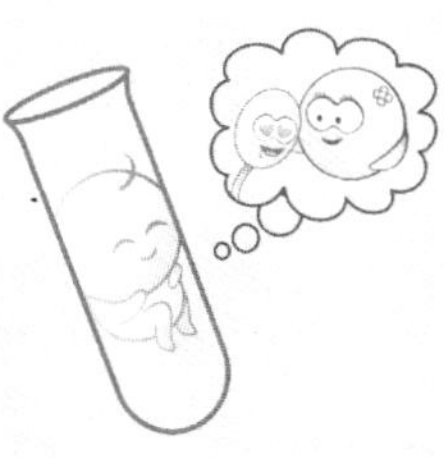

答：体外受精－胚胎移植（IVF-ET）技术即常规试管婴儿技术，是指从体内获得精子和卵子，二者在体外自然结合，完成受精、卵裂，培养形成裂期胚胎或囊胚，再移植回母体子宫的过程，相当于在体外模拟自然妊娠的过程。常规试管婴儿技术与卵胞质内单精子注射技术的主要区别为，前者精子与卵子"自由恋爱"，自由结合；后者人工为卵子挑选精子，属于"包办婚姻"。

24. 哪些人可以做常规试管婴儿治疗？

答：常规试管婴儿治疗主要适用于女性因素导致的不孕症。适应证如下：

（1）女方各种因素导致的卵子运送障碍，如双侧输卵管阻塞、输卵管缺如、严重盆腔粘连等输卵管功能丧失者。

（2）排卵障碍：难治性排卵障碍经反复常规治疗，如反复诱发排卵或结合宫腔内人工授精治疗后仍未妊娠者。

（3）子宫内膜异位症：子宫内膜异位症经常规药物或手术治疗仍未妊娠者。

（4）男方轻度少、弱精子症，经过 2~3 次人工授精治疗仍未妊娠者。

（5）免疫性不孕或不明原因性不孕。

25. 什么是卵胞质内单精子注射？

答：卵胞质内单精子注射（ICSI）又称第二代试管婴儿。顾名思义，该技术将一个精子注射到卵子胞质内，完成受精。其操作过程是由实验室的胚胎学家借助显微操作系统在显微镜下选取一个形态正常的精子，通过一根比头发丝还细的玻璃针注射到卵子的胞质内，完成受精过程。ICSI 操作跨越了精子运动、顶体酶释放、颗粒细胞消化、精卵结合、透明带反应等一系列步骤，特别是大大降低了对于精子数量的要求（从百万的数量级降低到个位数），为男性不育患者带来了福音。1992 年，由比利时学者 Palermo 报道了世界上第一例 ICSI 试管婴儿。

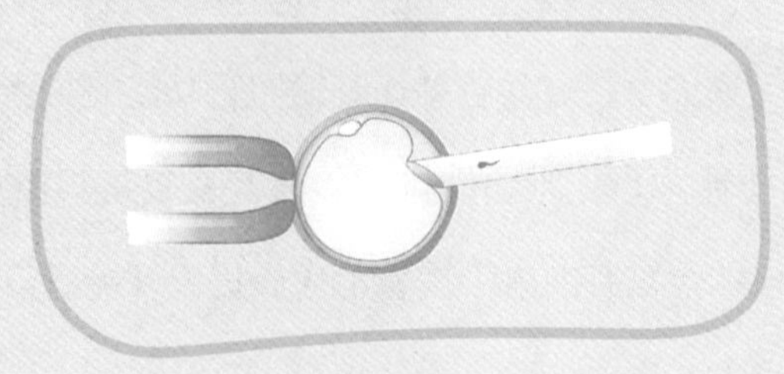

26. 第二代试管婴儿有哪些适应证？

答：根据我国卫生部门相关文件规定，第二代试管婴儿适应证包括：严重的少、弱、畸形精子症；不可逆的梗阻性无精子症；生精功能障碍（排除遗传缺陷疾病所致）；免疫性不育；常规体外受精失败；精子顶体异常；需接受植入前胚胎遗传学检查治疗的患者。

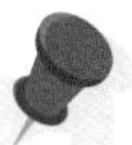

27. 第二代试管婴儿和常规试管婴儿流程有何差别？

答：从整体流程上来说，第二代试管婴儿和常规试管婴儿的大部分环节是一致的，只是在取卵手术后的精子和卵子的结合方式上有差别：常规试管婴儿是优选一定数量的精子，和卵子一起放在培养液中孵育，让“精子大军”自己竞争，完成卵子体外受精过程；第二代试管婴儿是在显微镜下选一个“英俊”“顺眼”的精子，通过人工显微操作的方法直接把这个精子注射到卵子的胞质内完成体外受精。至于前期的检查、促排卵、取卵，后期的胚胎培养、胚胎移植、冷冻保存等，两者并没有区别。

28. 第二代试管婴儿比常规试管婴儿更高级吗？

答：不管是常规还是第二代试管婴儿，只是俗称，同样都要经过药物促排卵、卵泡监测、取卵等过程，不同之处在于女方患者取卵日男方患者取精且精液经实验室处理后，精子浓度、活力、形态等达到要求的就做常规试管婴儿，达不到要求的就做第二代试管婴儿。可以说除了精子进入卵子的过程不同，后者费用上略高外，其他流程都基本相似。常规和第二代试管婴儿，是按照国内成功报道案例的时间顺序命名的，较为通俗易记。这种叫法只是区分不同技术而已，没有孰优孰劣，两者适合的患者不同。

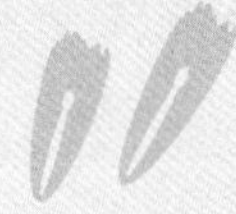

29. 精子差能做试管婴儿吗？

答：在自然受孕过程中，对精子的活率和浓度都有一定的要求，最初的试管婴儿也是根据自然受孕过程操作的。随着技术的进步，后来提出了卵胞质内单精子注射（ICSI），也就是俗称的第二代试管婴儿，它缩短了精子穿透卵子的过程，人为利用一根比头发丝还细的玻璃针吸取一个精子直接注射到卵子

内。第二代试管婴儿操作对精子的要求不高，对于一些精子浓度过低、活率差、畸形率高，或因其他因素导致精子不能正常穿透卵子的患者都适用。

30. 精子畸形率高，做试管婴儿时能挑好的精子用吗？

答：常规（第一代）试管婴儿受精过程近似自然受孕过程，活率好、形态正常的精子占优势。对于精子浓度低、活率差、畸形率高的患者可采用第二代试管婴儿。实验室技术人员会利用专用操作显微镜，在显微镜下可观察到放大了 200 倍或 400 倍的精子，进而选择形态正常、活动度好的精子进行受精。精子像一条小蝌蚪，形态正常的精子表现为头部略呈椭圆形、外形光滑；头部最前端的部分叫作顶体，占头部面积的 40%~70%，是精子得以穿透卵子的重要组成部分；精子尾部可弯曲、摆动，促使精子快速前向运动。精子的任何一个部位异常，都可以成为畸形精子，操作时在显微镜下尽量挑选形态看起来正常的精子。

31. 第二代试管婴儿可以避免受精失败、提高妊娠率吗?

答：因为精子浓度低、活率差、畸形率高而选择第二代试管婴儿的患者，通过注射单个精子的方法可以明显提高受精率，但任何操作都不是万能的，而且对于可以选择常规试管婴儿的患者，盲目地选择第二代试管婴儿并不会提高妊娠率。受精的完成并不是完全由精子决定的，还需要有其他因素的配合，因此也不能保证注射的每一个精子都能使卵子受精。部分患者可能通过第二代试管婴儿也无法获得受精卵或可用胚胎，毕竟卵子的质量也是至关重要的。

32. 男方射精有问题可以做试管婴儿吗?

答：在不孕不育患者中，取精困难的情况比较常见，这种患者最好在取卵前事先冻存一份精液备用，若无备用精液又确实取不到精子的患者，可通过手术取精，实验室处理后再进行体外受精。逆行射精也是较常见的异常射精，患者会感觉到自己射精了，但没有精液排出，其实因为精液逆行流入了膀胱内。这种患者可在排精后取尿液迅速送入实验室处理，处理后获得的精子可用于第二代试管婴儿。通常这部分患者获得的精子数量较少、活率低。总之，只要有精子，取精障碍都不是问题。

33. 做试管婴儿卵子不受精怎么办？

答：在取卵手术后的第一天早上会观察卵子的受精情况，有两个原核形成就是正常受精；没有原核形成且后期没有发生卵裂就是受精失败。最常见的受精失败是精子不能进入卵子里面。一旦发现受精失败，实验室工作人员会对未受精的成熟卵子进行补救授精。根据补救授精操作距离加精后的时间可分为早补救和晚补救。早补救就是指在常规加精后 4~6 小时进行受精观察，可对完全受精失败的卵子进行补救。此时，这些卵子在体外的时间不长，卵子质量还好，补救后可获得比较理想的临床结局。晚补救是在加精后次日早上对未受精卵子进行补救授精。此时，由于卵子已取出体外近 24 小时，质量老化，补救授精后胚胎发育潜能和临床结局均明显降低。

34. 死精子症者可以做试管吗？

答：一般所说的死精子症，并不表示精液中所有的精子都是死的，其中有一部分可能是存活的，但是这些精子都缺乏运动能力，不能活动，看起来像是死的。把这些不动但还活着的精子注射到卵子里，有一部分是可以正常受精的。如果精液检查结果显示精子都不是活动的，可以再检测精子的活率，确认是否有活的精子存在。做试管婴儿治疗时，可将这种患者取出的精子在体外存放一段时间，让活的精子恢复体力，尽量选择有轻微活动的精子。

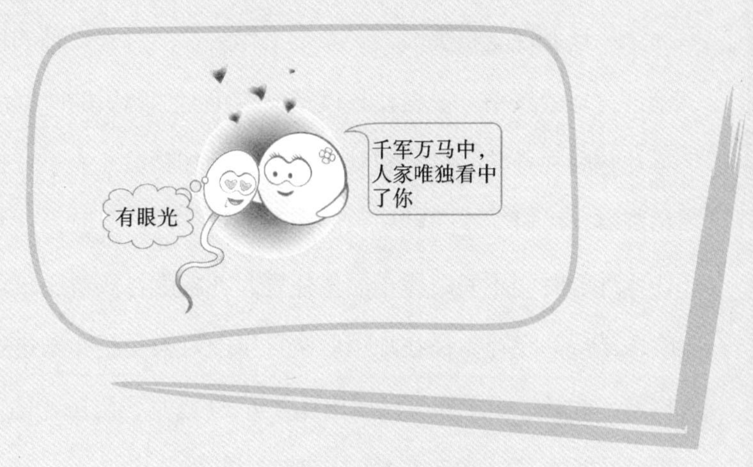

35. 第二代试管婴儿技术的安全性如何？

答：自 1992 年到现在，全世界通过这项技术诞生的婴儿早已超过百万个，但是此技术的安全性也一直存在争议。一些精液质量差的患者，本来在自然条件下是很难让女方怀孕的，而第二代试管婴儿治疗绕过了优胜劣汰的自然选择过程，直接将一个精子注射到卵子里面，人为的选择就有可能将遗传缺陷传给下一代。目前对这方面安全性的研究主要集中于两个方面：

一是本身有基因缺陷的患者，如Y染色体微缺失，在无精子症和严重少精子症患者中较常见。虽然胚胎学家尽量挑选形态正常的精子，但有些细小的问题用眼睛难以分辨，如果有缺失的精子与卵子结合受精，也就有可能把精子的遗传缺陷传给男性后代。二是注射精子用的针虽然很细，但进入卵子内部时可能还是会损伤卵子，造成不正常的受精等情况发生，同时也有可能把少量操作液注射到卵子内，造成卵子损伤。现有的研究报道第二代试管婴儿的畸形率与常规试管婴儿相比并没有明显增高，说明在目前的研究范围内试管婴儿治疗是安全可行的。但是为了患者的利益，卫生部门还是对试管婴儿治疗的适应证做了严格的要求。

36. 畸形率高的精子可以受精吗?

答：一份正常的精液，精子数以百万计，而只要其中的4%形态达到要求就可以认为是正常的精液。有的患者精液检查结果显示畸形率100%，乍一看到结果估计难以接受，觉得没有正常精子可以用。其实对于畸形精子的判断主要靠人眼，有一定的主观性，不同操作人员和不同实验室之间的结果可能略有不同。畸形率高只是一个相对概念，并不表示就没有形态正常的精子可用，第二代试管婴儿操作就是找出这些形态正常的精子。

同样，形态差的精子也不代表就完全不能受精，一些形态异常的精子也存在受精能力。

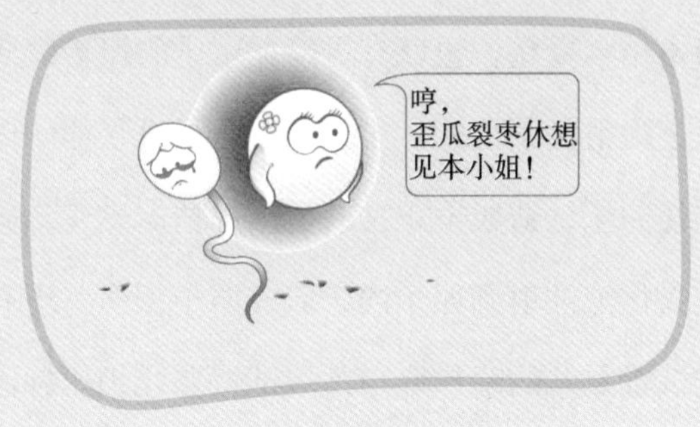

37. 为什么取出的卵子要分两种方法授精？

答：有时女方取得的卵子比较多，而男方的精液在处理后数量上达不到常规授精的要求，这时可以考虑一半卵子做常规授精，另一半卵子用单精子注射方法授精。还有一种情况就是卵子比较多，精液浓度也够用，但是夫妻俩很多年都没有怀孕，又查不出什么大问题，这时用两种方法授精，一方面可以避免常规完全不受精情况的发生；另一方面，也可以了解是否是由于患者的精卵不能自然结合而造成的不孕。

38. 哪些胚胎属于优质胚胎?

答：胚胎对外界环境比较敏感，没有什么特殊方法能在不损伤胚胎的前提下判断哪个胚胎能怀孕哪个不能，只能凭胚胎的“长相”来评估，长得好看的就是优质胚胎。当然，在胚胎界好看也是有标准的，如发育到第三天的胚胎，能有 7~9 个细胞球，而且细胞球都差不多大，没有或者只有一点其他碎片，就可以认为长得好看，即为优质胚胎；而发育到第五天的胚胎，好看的标准又不一样，首先要有一个大大的囊腔，像球一样表面有扁扁的小细胞紧挨着形成的皮，球的一端小细胞堆在一起好像不倒翁的底部，如果此时胚胎的体积比第三天时又长大了一些那就更好了；但如果第五天时没有囊腔或者小细胞数量不多，就不能认为长得好看，即不能称为优质胚胎。总之正常受精了又长得好看的就是优质胚胎。

39. 优质胚胎和非优质胚胎的主要区别是什么？

答：传统的胚胎评估主要是在其体外培养到第三天或第五天时，通过在显微镜下观察胚胎的形态，根据细胞球的数目和碎片的多少来判断是否属于优质胚胎。一般认为优质胚胎发育至囊胚的概率较高，非优质胚胎发育潜能相对较低。近年来发展的胚胎实时成像技术，在培养箱中加上了拍摄功能，不需要将胚胎从培养箱取出就能通过电脑屏幕对胚胎发育的过程进行实时观测，可以看到胚胎发育的每一个时间段，可以挑选出更有发育潜能的优质胚胎。

40. 胚胎质量受哪些因素影响？

答：胚胎是由精子和卵子结合而成的，其发育的好坏与精子和卵子的质量密切相关，特别是卵子的好坏直接影响到胚胎的质量。年龄是影响卵子质量的首要因素，随着年龄的增长，卵子质量直线下降，这个因素不是药物可以调控的。质量差的卵子形成的胚胎往往质量也差。精子的质量也会影响到胚胎，虽然一些形态、活率差的精子也可以使卵子正常受精，但有可能影响胚胎的后续发育和着床。此外外界因素，如药物、生活中接触的一些不良因素、实验室设备等都有可能影响胚胎的质量。

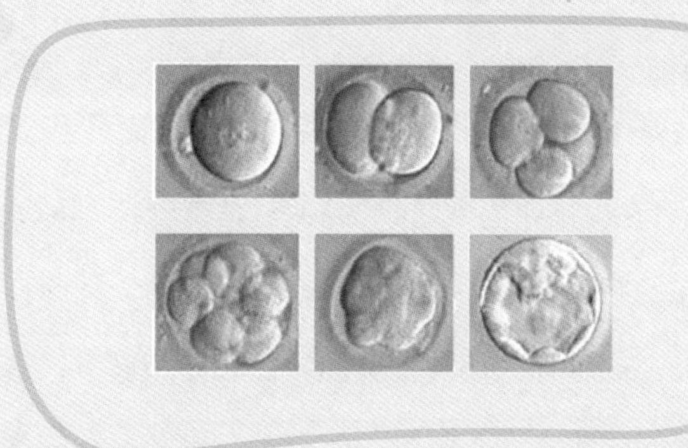

41. 质量差的胚胎可以培养成囊胚吗？

答：囊胚培养本身就是一个对胚胎进行筛选的过程，胚胎在体外培养到第三天，通过其形态进行评分，一般临床医生会建议胚胎评分高、个数较多的患者进行囊胚培养，通常认为优质胚胎形成囊胚的概率会相对较高。但不能否认，长得差的胚胎也有转变的可能，有一些经过体外继续培养到第五天，也可以长出囊胚。不能因为长得不好看就不给这些胚胎机会，通过囊胚培养，将这些有发育潜能的胚胎筛选出来，可以提高患者的成功率。

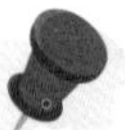

42. 什么是鲜胚、冻胚、囊胚?

答：对患者在促排卵周期取卵后，经过体外受精、胚胎培养，将未经过冷冻的胚胎移植入宫腔内，是鲜胚移植。胚胎在体外培养到第三天，此时称为卵裂期胚胎（简称卵裂胚）；继续在体外培养至第五或第六天，胚胎可发育至有囊腔存在的囊胚期胚胎（简称囊胚）。卵裂胚和囊胚只是胚胎在不同发育阶段不同的名称。

在促排卵后，若由于患者自身因素或其他原因导致移植日不适合移入胚胎，可经过实验室技术人员的冷冻处理将胚胎冻存在液氮罐内，等合适的周期再将胚胎解冻移植回宫腔，这种胚胎称为冻胚。

43. 移植鲜胚好还是冻胚好?

答：鲜胚移植是在患者取卵后当月就移植卵裂胚或囊胚，此方法可以缩短整个助孕周期，适用于自身条件良好者。但在鲜胚移植周期中，由于患者经过了促排卵药物的治疗，体内环境发生了变化，子宫内膜可能存在一些受损，导致内膜胚胎发育不同步，不利于胚胎着床。

将冻存胚胎复苏后移植入患者的子宫内称为冻胚移植。冻胚移植可以选择时间进行，患者想哪个月移植就选择哪个月解冻，同时也可等患者的子宫得到更好的恢复后再行移植，有利于提高妊娠率；选择移植冻胚的患者，大多遵循自然的月经周期或者用药较少的人工周期，体内受外界药物影响小，内膜胚胎发育更完善；对于卵巢高反应的患者，冻胚移植可以有效降低卵巢过度刺激综合征的发生。当然冻胚移植也存在一定风险，在胚胎冷冻复苏过程中，有极少量胚胎可能存在复苏失败，导致患者无胚胎可移植。

44. 胚胎在体外的培养环境与体内一样吗？

答：胚胎在体外培养，对环境的要求极高。培养室的设计和培养系统的建立都要模拟胚胎体内生存环境。首先，对于培养室的大环境，要求恒温（22~24℃）、恒湿（40%~60%），安全舒适，没有噪声污染，通过层流系统过滤空气，减少有害物质的进入。其次，每天监测放置胚胎的培养箱温湿度，保证其运转正常，培养箱就像母亲的子宫一样，始终保持箱内温度37 ℃、温暖湿润。工作人员定期对培养箱进行清洗，保证箱内洁净。再次，为胚胎提供营养的直接源泉——培养液，都是由专业厂家制造生产的，运输、保存都有严格要求。胚胎学家提前一天配制所需培养液，并放置于培养箱内，确保培养液内的物质含量处于最适合胚胎生长的范围。总体来说，所有的体外培养系统都是模拟体内的微环境，但人体是一个活的动态系统，体外培养系统不可能百分百与体内微环境相同，只能尽量减少两者之间的差异。

45. 是不是胚胎移植数目越多越好？越多成功率越高？

答：对于胚胎移植的个数，我国卫生部门是有明文规定的。35 岁以下第一次移植的患者最多移植 2 个胚胎，35 岁及以上或者移植第二次或以上的患者最多移植 3 个胚胎。但随着试管婴儿技术的进步，越来越多的生殖中心在保持妊娠率的前提下，更倾向于单囊胚移植，移植 3 个胚胎的情况已经明显减少。最初在妊娠率不高的前提下，移植 2~3 个胚胎，可以有效提高移植成功率，但同时也导致了多胎妊娠率的提高。多胎妊娠不仅导致胎儿宫内生长迟缓，胎儿畸形率、流产早产发生率增高，

对母体也会造成危害，如母体患妊娠高血压综合征、产后出血、子宫破裂等的风险会增高。胚胎移植在于挑选优质胚胎，而非强调数目的增多。移植胚胎数目多，不仅造成胚胎资源的浪费，结局也可能弊大于利。

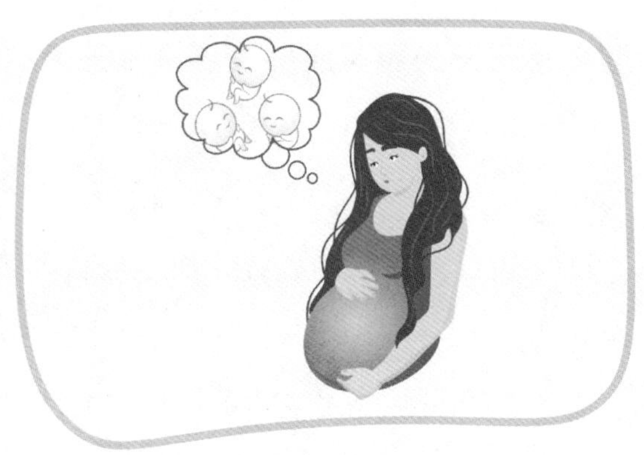

46. 为什么有正常受精却没有可用胚胎？

答：通常在授精后 16~18 小时观察卵子的受精情况，若观测到两个原核可认为存在正常受精。除了原核的数目外，还可对原核的大小、位置，核仁的数目、排列等进行评估，原核的评分被认为与胚胎的发育呈相关性，评分越高，往往优质胚胎形成率越高。但同时原核评分也仅限于形态学评估，反映的是受精卵是否处于一个正常的受精状态，表示卵子和精子可以结合，而胚胎在体外发育过程中，卵子和精子的质量及外界环境变化都可能影响到胚胎的质量，临床上有一些患者就会出现受精情况良好，胚胎却发育很差甚至受精卵不卵裂的现象。

47. 选择第三天的卵裂胚移植还是第五天的囊胚移植？

答：囊胚是第三天胚胎的一个后续发育阶段，理论上通过囊胚培养，可以淘汰掉一些没有发育潜能的胚胎，而且囊胚移植子宫内膜与胚胎发育的同步性更好。如果患者第三天的胚胎数目较多，通过囊胚培养可以筛选出更有发育潜能的胚胎进行移植。同时因为囊胚培养会淘汰掉一部分胚胎，患者有可能会面临第五天无囊胚可用的情况，对于胚胎数目较少的患者，是否进行囊胚培养还是要慎重考虑。

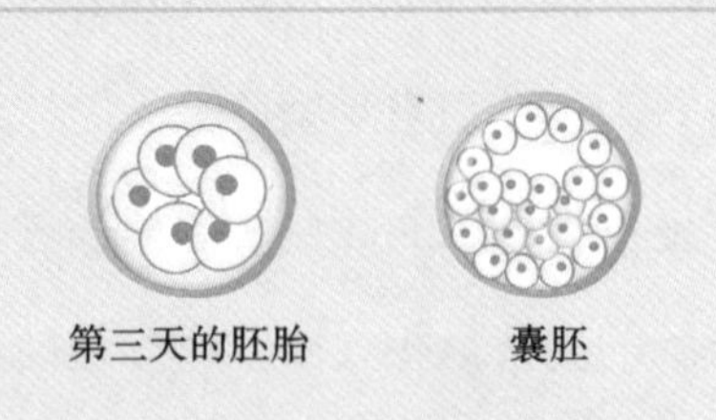

48. 胚胎在体外培养安全吗？

答：每个实验室胚胎培养都有专门的质控系统。在培养环境方面，每日监测并记录胚胎实验室大环境、培养箱内环境，气瓶更换时间、剩余气量、液氮存量，定期清洗培养箱、更换水盘、确保箱内清洁；登记培养液出入库时间、存放温度，杜绝使用过期试剂；体外胚胎培养的每一步操作过程都会严格遵循双人核对制度，核对患者信息，放置胚胎的培养箱门上贴标签提示患者胚胎位置，百分百杜绝操作失误。此外，在试剂配制等操作过程中会严格执行无菌操作，避免污染。

49. 为什么胚胎评分高还是着床失败？

答：胚胎能够成功着床是一个复杂的过程，需要多因素的共同配合。首先，胚胎评分是决定移植能否成功的重要因素。卵裂期的胚胎通过胚胎细胞球的数目及碎片数量等进行评估，囊胚期的胚胎则通过内细胞团和滋养层细胞的数目等进行评估。临床应用表明，形态学评分能够反映胚胎的优劣，通常胚胎评分高时种植率也高。但单凭胚胎的评分并不能反映其内部染色体等重要因素，也不能完全评估胚胎的发育潜能。一些染色体数目或结构异常以及后期发育停滞的胚胎，即使其形态学评分高也会导致着床失败。其次，患者本身的因素，如子宫内膜情况也会对胚胎着床有影响。内膜的厚度是评估内膜质量的重要指标。内膜薄、内膜息肉和宫腔粘连等情况也会导致着床失败。若患者有引起内分泌异常的疾病如甲状腺功能异常、高催乳素血症等，以及一些免疫因素等，也会影响胚胎着床。

50. 胚胎污染的原因是什么？发生概率高吗？

答：造成胚胎污染的因素可来自几个方面：一是来源于精液，这是引起污染的最可能的来源。精液不是无菌的，精液中含有细菌，常见的有葡萄球菌、链球菌、大肠杆菌等。精液的污染可能来自尿道，也可能由患者取精时操作不当造成。二是来自女性阴道菌群。正常阴道中存在多种菌群，在取卵过程中可能通过穿刺针污染卵泡液。三是培养液配制过程中没有严格遵循无菌操作原则，一些小的失误可能导致培养液污染而没有被发现。四是来源于培养环境，培养箱内温暖湿润，适宜真菌生长，可通过定期清洗培养箱、更换水盘等措施避免。这些都是可能的污染来源，在实际工作中，每一步都有严格的要求，报道的发生胚胎污染的概率较低，胚胎培养液中抗生素成分也可有效降低污染的发生率。

51. 什么是胚胎辅助孵化？

答：辅助孵化是人为地对胚胎透明带进行切薄、打孔甚至完整切除，让胚胎能够顺利从透明带脱出，以帮助胚胎着床，提高种植率和妊娠率。

52. 为什么要进行胚胎辅助孵化？

答：尽管体外受精与胚胎移植经过多年的发展取得了很大的进展，但目前其着床率仍有很大提升空间。有研究资料表明，在未妊娠的病例中至少有近 50% 的胚胎是正常的，这说明存在其他影响胚胎着床的因素，而其中之一是囊胚不能从透明带中孵出。导致囊胚不能孵出的原因是透明带失去弹性，变坚硬或增厚。为了让好不容易长到囊胚期的胚胎能顺利孵出，在透明带变硬变厚时进行辅助孵化显得尤为重要。

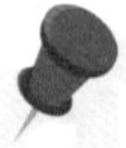

53. 什么情况需要进行胚胎辅助孵化？

答：（1）高龄：与年龄相关的内分泌变化和局部作用于胚胎的溶解酶类的缺失，导致的透明带自发硬化使胚胎自然孵化能力下降。故高龄女性是辅助孵化可选择的对象之一。

（2）体外受精（IVF）反复失败：不明原因的 IVF、卵胞质内单精子注射（ICSI）失败的患者，再次胚胎移植的妊娠率会明显降低。通常认为辅助孵化可提高多次体外受精 – 胚胎移植术（IVF–ET）周期失败患者的着床率和妊娠率。

（3）胚胎冻存复苏：胚胎冷冻解冻和解冻后的过度培养，可诱发透明带糖蛋白基质变化并导致其硬化。

（4）透明带增厚：透明带厚度超过正常范围的患者，辅助孵化后着床率可得到提高。

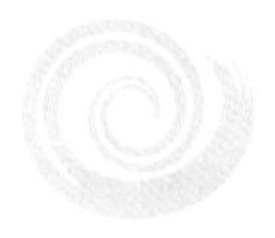
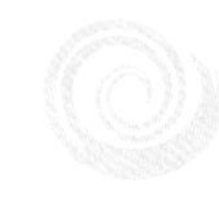

（三）生殖中心的“睡美人”

做试管婴儿时，大家都想尽早怀孕。这是很正常的想法。所以当医生说这个周期鲜胚不移植，要先冷冻，过一到两个月再解冻移植时，很多人就会问，为什么要这样？这样有什么好处？有的人还会反复要求医生予以鲜胚移植。关于胚胎冷冻解冻技术，还有很多患者并不了解。此项技术的应用推动了试管婴儿技术的发展。那么，究竟胚胎冷冻解冻技术为何物？让我们一起认识一下胚胎冷冻解冻技术。

54. 胚胎冷冻是怎么回事?

答：胚胎冷冻就是用超低温的方法将暂时不用的胚胎冷冻起来进行长期保存，等到需要用胚胎的时候再把胚胎解冻继续使用。比如有的患者做了一次取卵手术后总共获得了 8 个可用胚胎，移植 1 个或 2 个后剩余的胚胎怎么处理呢？胚胎来之不易，可不能扔掉，就先让它们“睡一觉”——冷冻保存，万一这次移植不成功或者想再次生育的时候再将它们唤醒，直接解冻移植就可以了。胚胎冷冻相当于将胚胎存入“胚胎银行”中，随时可以取出。

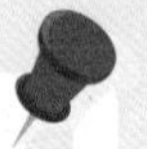

55. 胚胎是冷冻保存在冰柜中吗？

答：有患者说：“我家冰箱特别好，冻的肉解冻以后与新鲜的一模一样，活鱼放在保鲜层好几天还没死！胚胎冷冻有什么难的，不也是放在冰柜里冻着！还收这么贵的费用！”这位患者可就错了，胚胎冷冻与鱼、肉冷冻保鲜完全不同，冰箱里的食物只是暂时存放，没有重新生长发育的要求，而胚胎冷冻的环境要满足以下几个条件：①保持胚胎的活性；②能长期储存；③胚胎解冻后能继续生长发育；④对胚胎无毒副作用。普通的冰箱或冰柜可做不到。

56. 既然胚胎冷冻保存的要求这么高，那胚胎到底是放在什么地方保存的呢？

答：要想胚胎在冻存过程中保持休眠状态，就要完全抑制细胞的生物活性，因此需要超低温环境才能满足这种需要。经过不断研究和寻找，科学家发现 −196 ℃的液氮是一种非常好的

物质，十分适合用于胚胎的冷冻保存。

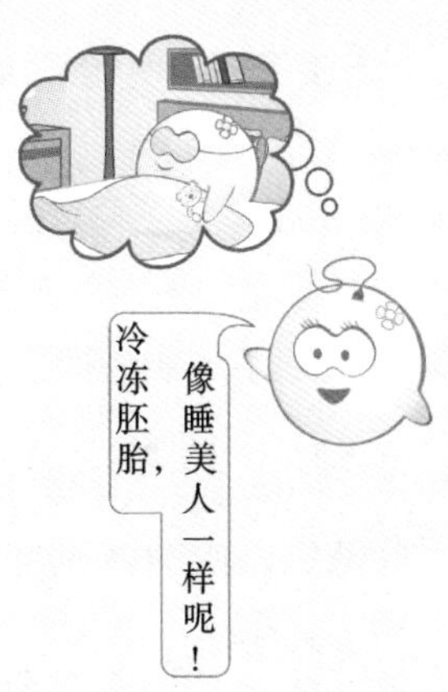

为什么液氮可以用来保存胚胎呢？首先，我们知道液氮是氮气的液化状态，而氮气是一种很安全的气体，占大气总量的78%，是空气的主要成分之一，无色无味无毒，不可燃。其次，液氮的温度为-196 ℃，温度极低，且不活泼，不能支持燃烧，在这种超低温状态中生物活性能最大限度地被抑制，因此最适合存放胚胎。

57. 为什么我交了胚胎冷冻费以后还要按月缴纳胚胎保存费呢?

答：首先要清楚胚胎冷冻和胚胎保存是两个不同的概念，胚胎冷冻是指将胚胎从正常的生理温度冷冻至保存温度的过程，也就是说把胚胎从37 ℃降低到-196 ℃的过程。这个过程需要用到胚胎冷冻专用的冷冻试剂和耗材，胚胎学家还要严格按照冷冻的步骤来操作，才能将胚胎顺利降温并放入液氮中冷冻起来，这个冷冻过程产生的费用就是胚胎冷冻费。

58. 既然胚胎已经放入液氮罐中了，是不是就万事大吉不用再管了呢？

答：当然不行！液氮罐是专门盛放液氮的容器，尽管它的保温性能还不错，但液氮还是会不断变成氮气挥发掉，尤其是日常工作中经常需要打开液氮罐取放胚胎，液氮挥发得会更快，因此液氮罐中的液氮每天都有一定的损耗。当液氮量损耗到一定程度时罐内温度会逐渐升高，达不到 −196 ℃的超低温度，当温度上升到一定程度时，胚胎就会瞬间发生不可逆的损伤，甚至死亡，因此必须定期往液氮罐中添加液氮，只有保持充足的液氮量才能保证胚胎储存条件稳定。在安全的储存条件中胚胎可以静静地“沉睡”数年、数十年甚至可能数百年。我们缴纳的胚胎保存费主要就是用于购买液氮以及胚胎管理的费用。

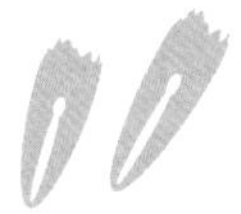

59. 胚胎那么小，如何才能在液氮中准确找到属于自己的胚胎呢？

答：胚胎是非常微小的，直径大概只有 150 μm，只有通过高倍显微镜才能观察到它们。虽然它们长得都差不多，但是胚胎学家还是有方法来分辨这些胚胎到底是谁的。精子、卵子在

受精前及受精后胚胎培养的全过程中都是独立摆放的，并会仔细标注好患者的姓名标签，胚胎冷冻的时候需要用极细的玻璃吸管将它们放在冷冻载杆等冷冻载体上，便于拿取。胚胎学家会先对每个载体进行编号并注明患者夫妇双方的姓名等标识，不同患者的胚胎将分别被放置到编好编号、做好标识的冷冻载体上，再将载体放入液氮罐中的相应位置，日后胚胎学家能够直接根据编号和患者信息到正确的存放位置找到属于患者自己的胚胎。

60. 冷冻会对胚胎有伤害吗？

答：确实有伤害，但很小。自从采用了玻璃化冷冻的技术之后，冷冻伤害大大减少，95% 以上的胚胎都可以存活。因此，对绝大部分胚胎来说，这种微小的伤害可以忽略不计，基本不影响其继续生长发育。为了让胚胎能完好地接受冷冻过程的考验，在冷冻前必须将胚胎进行前期处理，使用特殊的胚胎冷冻保护剂并配合一系列复杂的操作步骤，将胚胎脱水、调整渗透压、防止细胞内产生冰晶，当处理后的胚胎做好接受冷冻过程的准备工作的时候，迅速将胚胎从常温转移至 −196 ℃的液氮中，胚胎立刻进入休眠状态，就可以进行长时间的保存。当然，胚胎学家使用的冷冻保护剂都是经过严格的生物学安全监测合格的，不会对胚胎产生毒性。

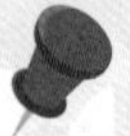

61. 胚胎可以冷冻保存多久？保存时间长的胚胎会不会不能存活？

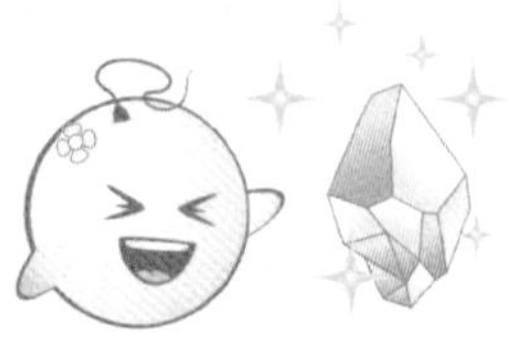

答：胚胎可以冷冻保存多久？这个问题暂时还没有一个确切的答案。人类辅助生殖技术发展历史比较短，从1978 年全球首例试管婴儿诞生至今才40 多年。令我们兴奋的是，2017 年 11 月，在美国诞生了一个用被冷冻保存了 25 年的胚胎生长发育的健康宝宝，这是目前世界范围内有记录成功诞生的胚胎冷冻时间最长的宝宝。从理论上说，将胚胎保存在 −196 ℃液氮中是安全可靠的，既不会对胚胎产生伤害，也不会影响胚胎发育潜能。无论短期还是长期冷冻的胚胎解冻后的存活率、着床率、妊娠率都没有显著差异。由此我们也确信世界上冻胚存活的时间在未来的日子里会被不断刷新。总体来讲，只要采用好的冷冻方法，严格按照操作程序进行操作，持续保持良好的保存条件，理论上胚胎可以保存百年甚至千年，也许可以实现《流浪地球》中将胚胎保存到 2500 年的梦想。

62. 冻胚质量会不会不如鲜胚？

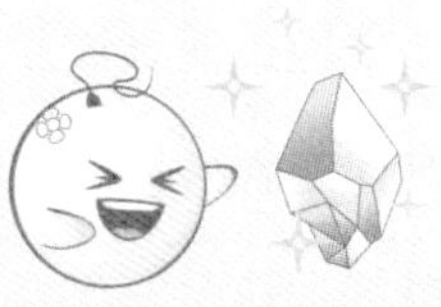

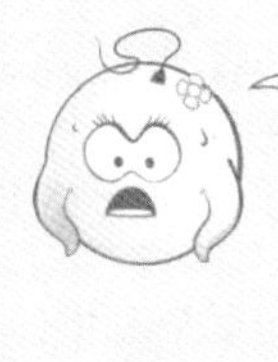

答：首先我们来了解一下胚胎冷冻解冻技术，冷冻技术经过多年的不断发展和改进，冷冻效果有了显著提高，例如现在广泛采用的玻璃化冷冻技术，胚胎冷冻后存活率达到了 95% 以上，囊胚的存活率达到了 99% 以上甚至接近 100%，也就是说绝大部分胚胎经过冷冻解冻过程是可以复苏的。而且胚胎本身也是很坚强的，质量越好的胚胎抗冷冻和复苏损伤的能力越强，复苏后的存活率和完整率也越高。绝大部分冻胚解冻后质量与鲜胚相似，但也有少部分质量不太好的胚胎受到的损伤会大一些，极个别胚胎不能复苏。

63. 胚胎解冻后死了一个细胞球，这样的胚胎会不会有问题，还能不能移植？

答：如果胚胎中死了一个细胞球说明胚胎在冷冻解冻过程中不可避免地受到了一些损伤，但这种现象是十分正常的，并不用过于担心胚胎质量。早期胚胎是由通过受精卵分裂形成的几个全能性胚胎细胞组成的，其中每个胚胎细胞都具有发育的全能性，而且彼此之间相对独立，一个细胞球的死亡不会影响其他细胞的生长发育，只要其他存活的细胞能正常生长和分裂，就能很快替补已经死亡的细胞，对整个胚胎的继续发育影响不大。通常认为细胞死亡个数大于总细胞数一半会对胚胎发育有较大的影响，但这也不是绝对的，也有不少解冻后只有一两个细胞球的胚胎能继续发育成健康婴儿。所以有个别细胞球死亡的胚胎只要有继续发育的能力，都是可以移植的。

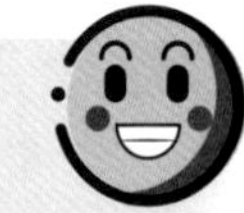

64. 胚胎冷冻有哪些好处?

答：胚胎冷冻好处很多，具体如下。

（1）妥善地安置了移植后剩余的可用胚胎，增加试管婴儿治疗的累积妊娠率。正常情况下在一次超排卵周期中可以获得多个胚胎，鲜胚移植后还会剩余一些好胚胎，如果丢弃十分可惜，可以先将这些胚胎冷冻保存起来，如果这次没有妊娠或中途流产的话还能提供再次移植的机会，提高妊娠率，使胚胎的利用率达到最大限度，同时提高一次促排卵周期的效率。

（2）有效降低多胎妊娠率。合理限制患者单次移植的胚胎数目，大大减低了因多胎妊娠引起的各种妊娠并发症的发生风险，保护女性健康。

（3）提高妊娠率。新鲜周期促排卵过程中由于药物的干预，子宫内环境处于非自然状态，主要反映在内膜发育与胚胎发育不同步、内膜容受性差上，导致一部分患者移植后胚胎不能着床，而冻胚一般选择自然周期解冻并移植，更加接近生理状态，没有药物的影响或药物影响比较小，胚胎发育与内膜发育同步性较好，因此妊娠率也会提高。

（4）当患者出现卵巢过度刺激、内膜条件差，或其他不适宜进行鲜胚移植等情况时可以先将胚胎冻存，便于以后使用。

（5）冻胚移植能减少患者反复使用促排卵物、打针及取卵等的痛苦，移植后用药也更加简单，大大降低了就诊费用并节省了就诊时间。

（6）胚胎冷冻也是保存生育力的好方法，“二孩”政策开放以后有些患者直接解冻以前冷冻的胚胎生育第二个宝宝。

（7）一些肿瘤患者在做放化疗之前进行胚胎冷冻，可以避免胚胎受到药物影响。

65. 感冒了，还能不能行胚胎移植呢？

答：身体状况不好，如感冒、发热、腹泻等都不适合进行胚胎移植。如果血压、血糖控制不佳，有病毒感染或使用了不适合妊娠期使用的药物等也是不建议行胚胎移植的，可以先进行全胚冷冻，等身体恢复健康以后再进行移植，有利于提高妊娠率。

66. 究竟哪些情况不适合移植胚胎呢？

答：以下几种情况不适合移植胚胎：卵巢过度刺激综合征的患者，鲜胚移植会增加发生严重过激反应的风险；子宫内膜条件不好或宫颈急性炎症等的患者，HCG、日孕酮水平增高者也不适合行鲜胚移植；患者身患疾病或身体健康情况不佳时不适合移植胚胎；由某些特殊的社会因素或心理因素造成不能鲜胚移植的情况，例如突发事件需要处理或心理障碍过分紧张时也不适合进行鲜胚移植，此时需要进行全胚冷冻。

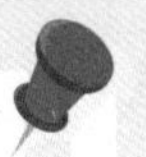

67. 哪些情况必须要进行胚胎冷冻？

答：以下几种情况需要进行胚胎冷冻。

（1）胚胎移植后有可用的剩余胚胎。

（2）不适合鲜胚移植的情况：卵巢过度刺激综合征的患者，鲜胚移植会增加发生严重过激反应的风险；子宫内膜条件不好或宫颈急性炎症等患者，HCG、日孕酮水平增高者；患者患有感冒或者其他疾病，身体健康情况差时；由某些特殊的社会因素或心理因素造成不能行鲜胚移植。

（3）恶性肿瘤患者在进行放化疗之前冻胚，可保证胚胎不会受到放化疗药物的影响。

（4）需要进行胚胎植入前遗传学诊断时需先冻胚，等诊断结果出来后，被诊断为正常的胚胎才能解冻并移植，以减少不健康婴儿的出生数量。

68. 胚胎冷冻有哪些常见的方法可以选择？

答：胚胎冷冻方法主要有两种：一种是程序冷冻法，另一种是玻璃化冷冻法。

程序冷冻法是将胚胎放入冷冻液中慢速降温至一个较低的

温度阶段，再放入液氮，是早期使用最广泛的冷冻技术。但其缺点也十分明显，主要是在降温过程中胚胎细胞内的水分极容易形成冰晶，胚胎解冻复温的过程中也有形成冰晶的风险。冰晶危害很大，它们可机械性损伤细胞膜及细胞器的膜结构，挤压细胞骨架等，对胚胎造成冷冻损伤，因此程序冷冻过程中细胞受到损伤的程度还是比较深的。程序冻胚的复苏率也不高，目前已逐渐被新的冷冻技术取代。

近二十年在程序冷冻技术的基础上又进一步突破，出现了新的冷冻技术，称为玻璃化冷冻。这个方法主要是采用更高浓度的冷冻保护剂，使胚胎在冷冻过程中从生理温度极速降至 −196 ℃，胚胎细胞的内外液体瞬间冻结成玻璃化固体状态。与程序冷冻法相比，玻璃化冷冻过程中胚胎细胞内液体不会形成冰晶，从而避免了冰晶对胚胎细胞的物理化学损伤，获得了更好的冷冻效果。玻璃化冷冻的胚胎复苏率达到 95% 以上，冷冻囊胚时效果更佳，复苏率可达到 99% 以上，显著高于程序冷冻法，优势十分明显。所以越来越多的中心开始使用玻璃化冷冻法，该方法已经成为现阶段胚胎冷冻的主要方法。

69. 冷冻的胚胎是用什么方法解冻的？

答：胚胎解冻的过程与冷冻相反，是将胚胎从冷冻状态恢复至正常生理状态的过程。胚胎解冻时选择的方法与冷冻方法相对应，不同的冷冻法不仅冷冻原理有差别而且胚胎装载的方式也完全不同，解冻时也要采用不同的解冻方法和程序。如：玻璃化冷冻的胚胎用玻璃化解冻法，程序冷冻法冷冻的胚胎用程序解冻法等。解冻方法与冷冻时的方法相对应更有利于胚胎复苏及生理功能的恢复，不恰当的解冻方法会对胚胎造成较大的损伤。

70. 冷冻解冻过程会不会影响胚胎质量？为什么解冻后胚胎质量变差了？

答：解冻胚胎质量变差主要与以下两个方面有关。

（1）胚胎本身的质量。在同样条件下，优质胚胎的复苏率高于非优质胚胎。胚胎质量的好坏取决于几个方面，如精子和卵子质量、培养体系、培养环境等，但最关键的因素是精卵质量，高质量的卵子和精子结合才有可能获得高质量的胚胎，否则无论用怎样完善的培养体系或培养环境都没有办法使它们成为优秀的胚胎。发育速度慢或者等级比较低的胚胎更容易在冷冻解冻过程中受到损伤，解冻后会出现部分细胞球死亡，或者所有细胞死亡，导致解冻复苏失败。

（2）与冷冻解冻过程中胚胎受到损伤有关。目前普遍采用的玻璃化冷冻解冻法将胚胎的存活率提高到了95%以上，绝大部分胚胎不会因此过程质量变差，但仍然有个别胚胎由于质量差，或者对冷冻解冻过程中的温度剧烈变化比较敏感，或者受到冷冻解冻试剂的影响等出现质量变差甚至死亡的情况。目前胚胎冷冻解冻技术已经相当成熟，尤其是玻璃化冷冻解冻技术的应用大大提高了胚胎的存活率，提高了胚胎的利用率，解冻后的胚胎质量几乎与冷冻前一样。

（四）“完美”宝宝不是梦

李先生及其爷爷均罹患甲状腺癌，并且进行了甲状腺切除，李先生的姑姑因未进行及时治疗发生了甲状腺癌骨转移。李先生求助过医学专家，曾对家系进行过基因检测，发现其家系所有患者都在甲状腺癌的致病基因RET原癌基因上携带了一个致病的突变位点，如果患者生育，将有50%的机会将致病基因遗传给下一代。由于李先生的妻子吴女士同时患有输卵管因素不孕症，他们决定通过辅助生殖技术生育一个不遗传这种家族易患疾病的健康孩子。

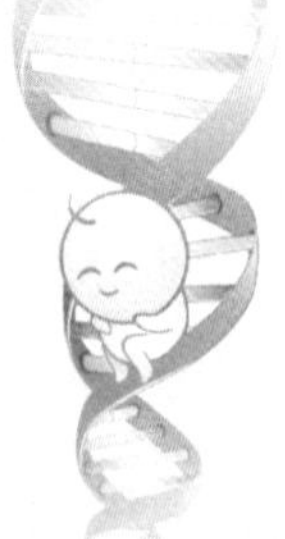

生殖遗传科专家团队对该家系采用了单细胞高通量测序和核型定位两个技术平台的双重检验策略，在确认每一个环节都百分百精确后，经过了胚胎的培养和筛查，选出了4个完全正常的胚胎。他们选择了1个质量最好的胚胎植入吴女士子宫，并顺利妊娠。在孕中期经羊水穿刺和产前基因诊断显示胎儿正常。最终吴女士顺利诞下一名健康无癌女婴，从而阻断致病基因遗传给下一代。

71. 什么是第三代试管婴儿？

答：第三代试管婴儿是一种辅助生殖技术与遗传学诊断技术相结合的产前诊断方法，包括胚胎植入前遗传学诊断和胚胎植入前遗传学筛查。第三代试管婴儿是在第一代和第二代试管婴儿基础上建立起来的，是针对携带异常基因、染色体异常或反复自然流产、反复种植失败及生育过染色体异常胎儿的夫妇进行诊断治疗的辅助生殖技术。其能够剔除染色体异常和携带异常基因的胚胎，筛选无遗传性问题的正常胚胎移植回母体子宫而获得健康后代，以避免有某些遗传性疾病婴儿的出生。该技术实现了诊断时机前移，将染色体遗传性疾病及基因异常病的诊断提早到胚胎种植之前，直接选择健康胚胎，避免妊娠后选择性流产，是一种从源头阻断遗传性疾病发生的积极优生技术。

一级预防	二级预防	三级预防
第三代试管婴儿，受孕前干预，防止缺陷胚胎的种植	产前诊断，孕期筛选出严重缺陷胎儿，阻止出生	缺陷新生儿出生后，及时诊断、适宜治疗

72. 第三代试管婴儿与第一代、第二代有什么不同?

答：第一代（常规）、第二代和第三代试管婴儿是通俗说法，这种叫法在一定程度上代表了体外受精－胚胎移植技术的发展历史，体现了技术难度的增加。

（1）第一代试管婴儿是指常规体外受精，主要针对女性因素导致不孕的夫妇，要求男方精液参数正常。受精时将处理后的卵母细胞和精子放在一起，在体外让它们自由结合，完成受精变成受精卵，发育成胚胎再放回女方宫腔内。1988 年，英国科学家通过第一代试管婴儿技术诞生了世界首例试管婴儿。

（2）第二代试管婴儿是指卵胞质内单精子注射，主要解决了男性不孕的难题，是针对严重少、弱、畸形精子症或无精子症（需睾丸活检取出精子）患者采用的特殊技术。这些患者由于精子数量太少、活力差，不能自主完成受精过程，因此需要在显微操作仪下用一根很细的针将精子直接注射入卵母细胞内，给每个卵配一个“新郎”，完成受精过程。

（3）第三代试管婴儿是指胚胎植入前遗传学检测，主要解决了优生优育的问题。第三代和第二代试管婴儿一样，都是在前面的基础上发展起来的；通过对体外受精胚胎的遗传物质进行分析，选择正常或不致病的胚胎，移植入母体子宫进行孕育。一般适用于携带染色体疾病或高龄、反复助孕失败，反复自然流产的夫妇，对于普通人群不需要进行第三代试管婴儿。

第三代试管婴儿并不是第二代、第一代的升级换代。它们各有各的适应证，在不同的领域大显身手。事实上，它们真正的区别就是“适用于不同的情况”。

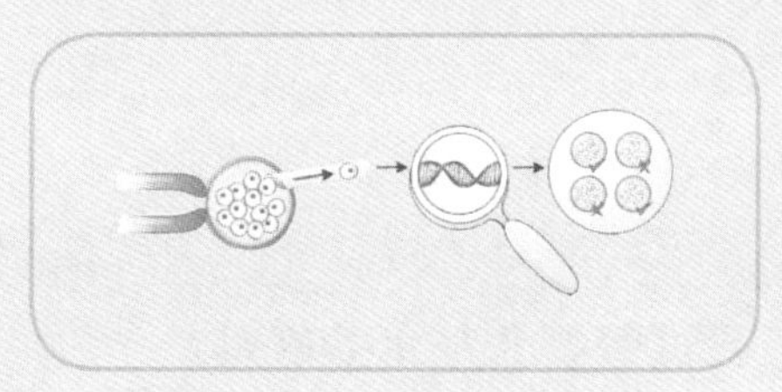

73. 第三代试管婴儿有什么好处？

答：这里举个例子来说明吧。小王及其丈夫都是广东人，夫妻双方都是 α－地中海贫血基因携带者，他们孕育的胎儿有1/4的概率会患重型地中海贫血。这类胎儿在孕晚期会全身水肿、胎死腹中。小王夫妻非常不幸，四年内的三次怀孕在孕中期进行羊水穿刺，胎儿都被证实是重度地中海贫血患儿，无奈进行了引产。广东、广西是地中海贫血的高发地区，广东省人口中地中海贫血基因携带率为16.83%，相当于每6个广东人当中就有1个人携带地中海贫血基因！

对上面这对夫妻来说，第三代试管婴儿技术的诞生和发展就是福音。虽然他们也可以选择再次试孕，怀孕后进行产前诊断。但是如果发现异常，需要再次引产终止妊娠。反复的流产或者引产对女性的身体和心理都会带来巨大的冲击。第三代试管婴儿从源头上避免了有遗传缺陷胚胎的种植，不仅节约了时间成本，而且避免了终止妊娠给女性带来的身心伤害。

74. 第三代试管婴儿技术最好吗？

答：第一代常规体外受精需要男性提供足够数量的高质量精子，但第二代卵胞质内单精子注射技术突破了这一限制，只要获得少数的健康精子就有可能成功妊娠。首先，常规受精和卵胞质内单精子注射只是选择合适的受精方式，不能改善胚胎质量，胚胎的质量主要取决于卵子和精子的质量，与受精方式关系不大。其次，卵胞质内单精子注射受精方式绕过了自然选择的过程，可能将双方的致病基因传递给下一代，而且注射过程可能对卵子造成一定损伤。反复胚胎种植失败和复发性流产患者，其胚胎染色体异常比例较高，第三代胚胎植入前遗传学检测可选择正常或不致病的胚胎进行移植，以提高着床率、降低自然流产率、减少非整倍体胚胎妊娠以及提高辅助生殖技术的成功率，但是仍需要多中心大样本的研究进一步证实。

因此在选择技术的时候，并非“代”数越高越好，最适合的才是最好的！对于每一个进入试管周期的患者，医生和实验室胚胎学家都会根据患者情况，制订最适合的个体化方案。

75. 第三代试管婴儿需要哪些流程？

答：第三代试管婴儿的一般程序是夫妇双方先进行遗传咨询，告知流程及该技术的风险、成功率等，随后签署知情同意书，分别进行男科、女科咨询，完善相应检查，无特殊异常情况下即可进入第三代试管婴儿周期。然后在遗传医生、生殖医生、胚胎实验室人员的协同合作下，进入取卵、受精、活检、冷冻、检测程序。经诊断染色体无明显异常的胚胎才植入母体，以最大限度地降低流产风险，提高妊娠率。

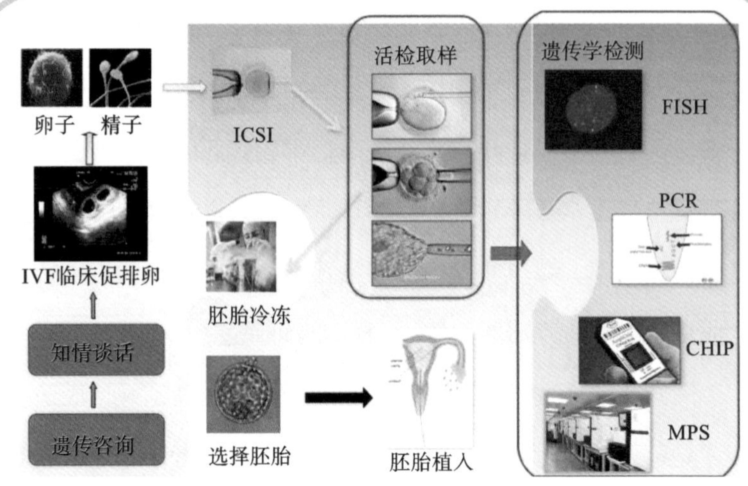

注：IVF，体外受精；ICSI，卵胞质内单精子注射；FISH，荧光原位杂交；PCR，聚合酶链反应；CHIP，染色质免疫沉淀；MPS，加工过程仿真。

76. 是不是所有第三代试管婴儿的夫妇都需要到遗传咨询门诊就诊?

答：第三代试管婴儿的遗传学技术尽管发展很快，但是人类有2万多种遗传性疾病，每种遗传性疾病控制的基因不同，遗传的方式也不同，有单基因遗传，还有多基因遗传，即便是染色体结构异常，也是千差万别的。而目前第三代试管婴儿技术只能解决其中一小部分问题，这些可以被检查到的遗传性疾病，需要专业的遗传医生，通过专业的遗传学知识进行辨别。

77. 第三代试管婴儿可以挑选性别吗？

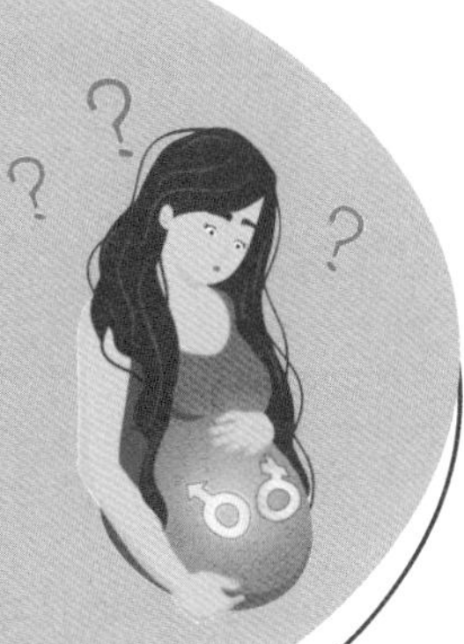

答：我国禁止非医学原因的胚胎性别选择！性别选择仅仅适用于“传男不传女”或“传女不传男”的性连锁遗传性疾病中。

78. 第三代试管婴儿可以帮我定制“完美”宝宝吗？

答：第三代试管婴儿只适用于致病基因明确的、可能造成重大出生缺陷的遗传性疾病。这项技术只是进行筛选，目前并不能进行基因修改。简单来说，打个比方，这项技术只能帮助你在一堆只有红色和绿色两种颜色的珠子里面，把绿色的挑选出来，并不能帮你变出黄色的珠子。

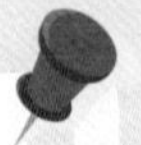

79. 为什么第三代试管婴儿只能移植一个胚胎且必须要进行孕期羊水穿刺或绒毛膜活检?

答：第三代试管婴儿作为一种胚胎遗传学检查的方法，与所有医学检查方法一样精确度是有限的。而且胚胎完成检测后继续发育过程中可能再次发生遗传物质改变，因此我们需要在孕中期再次进行羊水穿刺或者绒毛膜活检确认胚胎遗传状况。在双胎妊娠的情况下，无法跟踪胚胎发育情况，一旦产前诊断有疑问，也不能与胚胎植入前筛查结果进行比对，因此第三代试管婴儿只能移植一个胚胎。

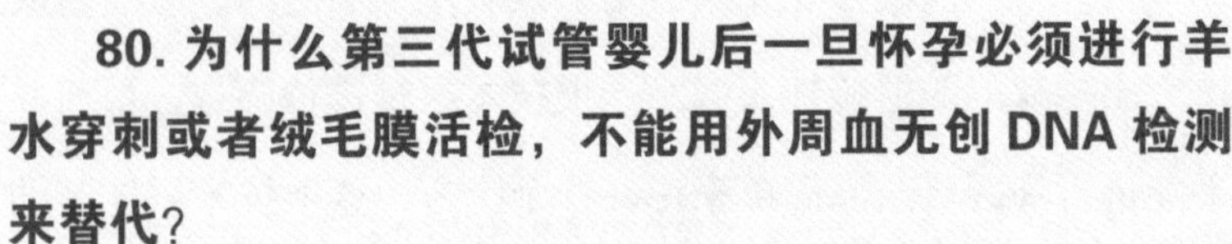

80. 为什么第三代试管婴儿后一旦怀孕必须进行羊水穿刺或者绒毛膜活检，不能用外周血无创 DNA 检测来替代?

答：第三代试管婴儿移植经过筛查的胚胎怀孕后，必须在孕中期进行羊水穿刺或者绒毛膜活检进行确诊。而外周血无创 DNA 检测作为产前筛查的方法之一，只应用于筛查，不能用于诊断。

81. 哪些人群适合选择植入前遗传学诊断？

答：植入前遗传学诊断主要针对有遗传性疾病和染色体异常的夫妻，可检测某些单基因遗传性疾病、辨别染色体结构和数目异常。可以进行植入前遗传学诊断的常见染色体疾病和遗传性疾病如下。

（1）染色体病：平衡易位、罗伯逊易位、倒位等。

（2）X 连锁疾病：甲、乙型血友病，杜氏肌营养不良症、脆性 X 综合征、视网膜色素沉着、鸟苷酸转氨甲酰酶缺陷症、严重联合免疫缺陷病等。

（3）常染色体显性疾病：多囊肾、家族性结肠息肉病、马方综合征、亨廷顿（Huntington）舞蹈症、先天性强直性肌营养不良等。

（4）常染色体隐性疾病：β－地中海贫血、囊性纤维化、遗传性耳聋、范科尼（Fanconi）贫血、泰－萨克斯（Tay–Sachs）病、镰状细胞病、戈谢（Gaucher）病、脊髓性肌萎缩、苯丙酮尿症、大疱性表皮松解症等。

82. 哪些人群适合选择植入前遗传学筛查?

答：植入前遗传学筛查适用于复发性流产、反复种植失败的患者，也可用于高龄需要采用辅助生殖技术的患者及可能生育异常后代的高风险人群。这些夫妇尽管自身外周血的染色体是正常的，但是可能出现胚胎染色体多余或者缺失，导致流产和生育异常后代。植入前遗传学筛查希望通过对胚胎全部染色体进行筛查，将这些异常胚胎剔除，减少流产和生育异常后代的风险。近年，已经有单位考虑将植入前遗传学筛查作为胚胎筛选项目，用以提升移植成功率，降低流产率，提高健康新生儿出生率，目前正在积累更多的数据。

83. 什么是染色体异常？染色体异常有什么危害?

答：染色体在形态结构或数量上的异常都被称为染色体异常。由染色体异常引起的疾病都称为染色体病。现已发现的染色体病有 100 余种，可怕的是，染色体病是可以遗传给后代的，常可造成婴儿先天愚型、先天畸形，以及癌肿等。常见的有唐氏综合征及猫叫综合征。

唐氏综合征：是第 21 对染色体多出 1 条所致。原因是生殖

细胞在分裂过程中，第 21 对染色体没有分离，形成异常卵子，后与精子结合形成的第 21 对染色体有 3 条。患儿在出生时即已有明显的特殊面容，且常有嗜睡和喂养困难表现。随着年龄增长，其智力低下表现逐渐明显，动作发育和性发育延迟。因免疫功能低下，易患各种感染，白血病的发生率也增高 10~30 倍。如存活至成人期，则常在 30 岁以后出现老年性痴呆症状。

猫叫综合征：是第 5 号染色体短臂缺失所致。因患儿时有猫叫样啼哭而得名，其原因在于患儿的喉部发育不良或未分化。患儿会出现特殊面容、智力发育迟缓、先天性心脏病等临床表现。

不仅如此，染色体异常的胚胎更容易造成女性妊娠失败，导致流产。研究表明，女性早期流产中有 50%~60% 是由染色体异常所致。

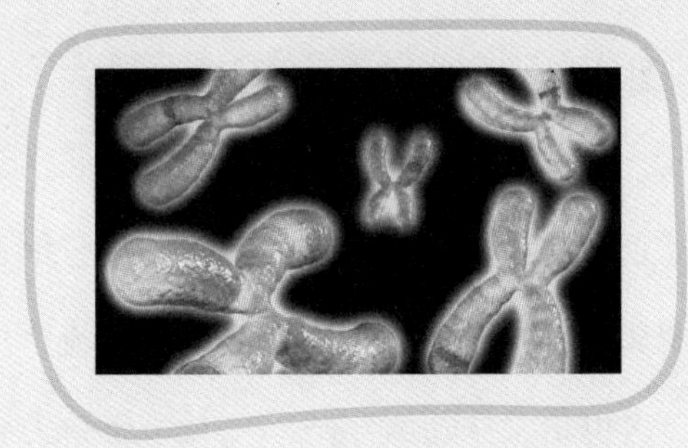

84. 导致染色体异常的主要原因有哪些?

答：导致染色体异常的原因有很多，主要有环境因素和遗传因素。

（1）环境因素：如辐射、化学物质、药物、感染病毒等。怀孕前三个月是特别关键的，环境因素可以直接导致胎儿细胞在分裂时期染色体发生不分离或者分配不均而使得异常细胞发生。有些夫妇很疑惑，为什么双方染色体都正常，胎儿染色体却异常呢？我们前面提过，每个个体的体细胞中有两组染色体，分别来自父、母亲。父母的生殖细胞通过减数分裂形成携带23条染色体的配子，即精子和卵子。精子和卵子受精后染色体融合为具有46条染色体的受精卵，受精卵发育成为个体。父母双方通过受精这样的方式将各自染色体传递给子代。如果形成配子的过程中发生了错误，可导致某个精子或者卵子多分1条或者少分1条染色体形成异常的精子和卵子，这些异常的精子和卵子一旦受精将会形成异常的受精卵。这种配子错误分配的风险除了受环境、药物等影响外，还会随着女方年龄的增长而增加，胎儿染色体异常导致的自然流产风险也显著增加。所以，这也是女性随着年龄的增长，生育力逐渐丧失的表现之一。

（2）遗传因素：家族有染色体异常病史，如嵌合体或者平

衡易位，由于遗传物质数量不变，本人表现没有异常特征。但通过染色体筛查，发现夫妻双方或者一方是异常染色体携带者。异常染色体携带者在通过减数分裂形成配子的过程中，分到异常染色体的配子一旦受精形成胚胎，即将异常的染色体遗传给下一代，导致流产或胎儿异常。

85. 第三代试管婴儿有哪些风险？

答：胚胎植入前遗传学诊断技术作为一项在源头预防遗传学疾病发生的技术，在辅助生殖中发挥了重要的作用。它作为一种新兴的技术，尚有一些未完善的地方，所以这项技术有优点也有一定的风险。

（1）胚胎活检只能选择质量较好的胚胎进行，若胚胎质量差，可能出现无可活检胚胎的情况。胚胎活检属于有创操作，对胚胎有一定程度的损伤，有可能导致胚胎死亡、退化。

（2）胚胎植入前遗传学检测只能对胚胎染色体或基因进行筛查，但是不能改善胚胎质量或者增加胚胎的可用数量。检测结果可能为所有胚胎均不正常而没有可移植胚胎。

（3）植入前遗传学诊断技术准确率很高，但是不能达到100%。由于早期胚胎有较高嵌合体现象，即活检细胞的诊断结果有时不能代表整个胚胎情况，可能导致诊断结果与胚胎实际情况不符。所以如果成功妊娠后，需要进行产前诊断进一步确诊。

（4）由于遗传学检测需要一定的时间，等待囊胚活检等检测结果会错过胚胎种植窗，所以活检的胚胎需要冷冻保存。胚胎的冷冻复苏技术虽然已经非常完善，但是胚胎反复冻融也可能对胚胎带来一定的损伤，降低胚胎存活率。

86. 第三代试管婴儿大概需要多少费用？

答：第三代试管婴儿技术实施过程中包括很多环节，相应的环节有相应的收费。首先，有常规体外受精－胚胎移植的一般费用；其次，除了常规体外受精－胚胎移植的一般费用外，还有胚胎活检、遗传学检测等费用。而胚胎活检和遗传学检测都是以胚胎个数进行收费的，活检胚胎数越多费用就越高。从术前检查到胚胎遗传学检测再到胚胎移植，每一项治疗费用在公立医院都是有明确标准的。做试管婴儿的花费是无法明确估算的，相关费用根据个人情况及所做的治疗而定。

二、准爸爸的“取经”路

（一）助孕检查

不孕症检查是夫妻双方都要做的，尤其是男性，化验项目相对简单、无创，不像女性的检查项目要考虑生理周期，应当首先进行。由于各种各样的原因，仍有不少人遗漏了男方检查。专科医生建议，不孕症检查夫妻双方都要进行。

87. 结婚 1 年多了，平时都有正常的性生活，但妻子一直没有怀孕，有没有什么好的办法可以让我妻子尽快受孕？

答：结婚 1 年以上，有正常规律的性生活，未避孕，没有怀孕的话就属于不孕症。这个时候可以考虑去医院做检查，根据男女双方的检查结果，可以使用不同的方法助孕。

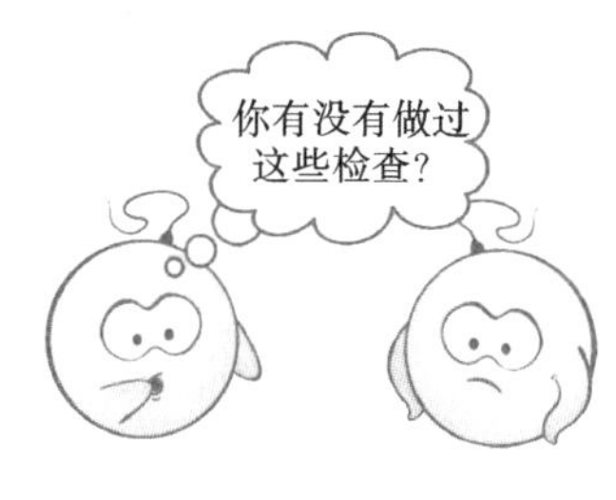

（1）如果双方检查没有问题，可以尝试自然受孕，建议行

排卵监测，在医生指导下同房，若3个月仍未受孕，可行夫精人工授精方法助孕，即在女方排卵期，男方手淫排精再通过实验室优化处理后，把精子直接送进女方宫腔或者宫颈内。

（2）如果男方精液质量正常，女方因素不孕（比如输卵管不通畅或者排卵障碍等），可考虑行第一代试管婴儿（体外受精-胚胎移植），把精子和卵子都取出来在培养皿里使精卵结合成胚胎，再移植到女方子宫里继续生长发育。

（3）如果男方精液质量很差，精子无法穿到卵子里面去，可考虑行第二代试管婴儿（卵胞质内单精子注射），即由实验室专业人员操作，将精子送进卵子里面，形成胚胎后移植到女方子宫里。

（4）如果男女双方有染色体异常或者一些单基因遗传性疾病，在向遗传医生咨询后，可考虑行第三代试管婴儿（胚胎植入前遗传学筛查或诊断），即提取胚胎细胞检测染色体是否异常，将染色体无异常的胚胎移植到女方子宫内继续生长发育。

（5）如果男方确诊没有生育能力或者不适宜生育（比如有家族重大遗传性疾病或者ABO血型不合得不到存活的新生儿等），在遗传咨询后，则可以考虑用人类精子库精子受孕。

88. 已经被诊断为没有生育能力，可还想要孩子该怎么办？

答：可以考虑做供精人工授精。供精人工授精是指用人类精子库的精子，在女方排卵期，注入宫腔或者宫颈内。这种方法一般适用于男方没有生育能力或者不适宜生育（如有家族重大遗传性疾病或者 ABO 血型不合得不到存活的新生儿等）的情况。

在确定做供精人工授精之前，需要有两个方面的相关检查结果：①证明男方没有生育能力或者不适宜生育的检查结果，比如有 2 次以上精液常规显示无精子，精浆生化、性激素，染色体核型、Y 染色体微缺失或者一些基因检测异常结果等；②血型，乙肝两对半、丙肝病毒抗体、艾滋病病毒抗体、梅毒抗体，精液支原体、衣原体、淋球菌等相关检查结果。

89. 想通过夫精人工授精怀孕，需要做哪些检查呢？

答：夫精人工授精指的是，在女方排卵的时候，男方在医院取精液，医生对精液进行优化处理，然后注入女方宫腔里面去。这是一个自然受孕的过程，夫精人工授精一般适用于精液质量稍微不好或者夫妻双方有同房障碍等人群。

男方需要做以下两个方面的检查。

（1）充分评估男方生育能力，也就是评估男方适不适合接受人工授精治疗，如进行2次精液常规分析、精子巴氏染色分析，精子顶体酶活性以及诱发精子顶体反应、精子DNA损伤检测等。

（2）行人工授精之前，需要做血型，乙肝两对半、丙肝病毒抗体、艾滋病病毒抗体、梅毒抗体，精液支原体、衣原体、淋球菌等相关检查。

90. 在做人工授精或试管婴儿治疗时，检查发现有支原体或衣原体感染怎么办？

答：支原体和衣原体是一种病原微生物，若在精液里检测到此类微生物，可能会影响精液质量，导致精子活力降低，精子畸形率升高等；同时支原体和衣原体可以通过夫妻间的性生活而相互交叉感染，引起女方流产、胚胎停止发育等不良妊娠结局，甚至可导致不孕等。因此，需要将支原体和衣原体感染治愈，再行辅助生殖治疗。一般根据培养及药物敏感试验结果，有针对性地用药物治疗10余天，再停药3 ~ 5天，取精液复查支原体和衣原体。另外，在治疗期间夫妻间不能有性生活或者采取避孕措施，以免交叉感染。治疗应夫妻双方同时进行。

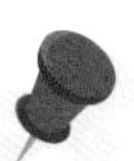

91. 从小就有乙肝大三阳，乙肝病毒 DNA 含量也较高，这种情况还能做试管婴儿吗?

答：首先，乙肝属于慢性传染性疾病，比较常见，一般经血液、母婴垂直传播，不能因为乙肝而不给患者做辅助生殖治疗，更不能剥夺他们的生育权利。那么根据乙肝检查结果，可能会有以下的一些情况。

（1)如果是初次查出的乙肝大、小三阳或者乙肝病毒携带者，同时其乙肝病毒 DNA 含量也较高，未给予抗病毒治疗，这种情况下不排除其精液里面也含有乙肝病毒，需要告知其一些可能出现的情况，并在夫妻双方知情同意并签字后方可行辅助生殖治疗。在完成辅助生殖治疗后，其应尽快在感染科就诊，看是否需要行抗病毒治疗。

（2）如果一直在行抗病毒治疗，建议停用抗病毒药物治疗 3 ~ 6 个月，再行辅助生殖治疗。这也需要告知患者，夫妻双方知情同意并签字后，尽快完成辅助生殖治疗。完成治疗后，尽快在感染科就诊，看是否需要继续行抗病毒治疗。

（3）如果乙肝病毒 DNA 含量正常，说明病毒没有复制，可以直接行辅助生殖治疗，不用谈话签字。

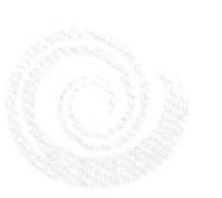

92. 丙肝病毒抗体和丙肝病毒 RNA 均为阳性，且肝功能指标不好，这种情况还能做辅助生殖治疗吗？

答：首先，丙肝属于慢性传染性疾病，不多见。这种情况下，建议先去消化内科及感染科就诊，待肝功能提高以及丙肝病毒 RNA 转阴后再行辅助生殖治疗。

93. 梅毒抗体和梅毒甲苯胺红血清试验均为阳性，这种情况能做辅助生殖治疗吗？

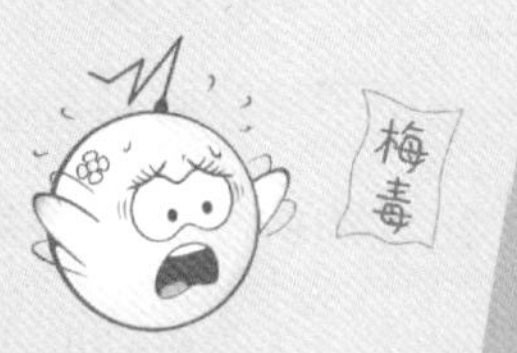

答：这种情况暂时不能生育，建议先去皮肤性病科就诊，把梅毒治愈后再考虑生育问题。另外，由于梅毒属于性传播疾病，女方也需要检查加以排除，在治疗期间不能有性生活，完全治愈后才能行辅助生殖治疗。

94. 刚刚体检出来有艾滋病，这种情况还能生育吗？

答：由于艾滋病是性传播疾病，一旦感染，目前没有有效的治愈方法，需要终生行抗病毒治疗，所以不能生育。这种情况，建议咨询人类精子库，是否可以用精子库的精子去生育小孩。同时，不能有无保护措施的性生活，预防疾病的传播。

（二）“神秘小屋”的用前说明

精子质量是衡量男性生育能力非常重要的指标，无论是优生优育查体，还是人工授精、试管婴儿治疗，体外取得男方的精液是第一步。那么，怎样才能更完美地取到“精”呢？

95. 取精前我需要禁欲多长时间？

答：取精前 2 ~ 7 天不能有性生活，也不能手淫排精。禁欲时间太短，精液量少或者精子浓度过低；禁欲时间太长，由于精子凋亡、老化等会导致精子活力降低。

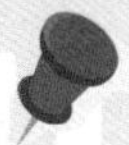

96. 取精前需要注意点什么呢？

答：（1）取精前 3 天，不要熬夜、饮酒，不过度劳累，保证充足的睡眠、良好的精神状态。取精看似简单，实则也是个“力气活”，要想发挥好，睡眠很关键。

（2）保持心情愉悦：不焦虑，做到“心如止水”即可。

（3）注意卫生，取精前要将阴茎头部清洗干净。

97. 取卵手术当天取精时需要注意什么?

答：取精前要排尿、洗净双手及阴茎，在医院指定的房间内，以手淫法取精。由于射出的第一段精液精子浓度最高，受精能力最强，因此射精过程特别应注意第一段精液要射在取精杯里。精液收集要完整，不要遗漏。

尽量不要使用普通避孕套，因为普通避孕套内的润滑剂能干扰精子的活力甚至导致精子死亡，而且容易导致精液丢失。可以向男科医生询问是否有特制的避孕套。

尽量不要通过性交中断方式取精，这样可能导致射精不彻底或射出的精液最初部分丢失，同时精液标本也容易受到细胞和微生物的污染，阴道内酸性分泌物也会对精子活力产生不利影响；而且取卵当天女方要手术取卵，这样可能会造成女方宫腔感染。

（三）难取的“经”

患者平时手淫取精都很顺利，而在女方取卵当天需要男方贡献出精子的重要时刻，男方却怎么都射不出精液。经过了试管助孕路上的“八十难”，眼看就要取得“真经”，谁知就差最后一步，就有可能前功尽弃。那么遇到这种情况，应该怎么办呢？不急！解决问题的办法有很多。

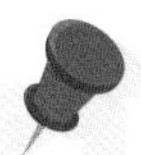

98. 平时就有取精困难，取卵手术当天取不出来精怎么办？

答：（1）取精是通过手淫的方式进行的，可提前在家进行演练。如果取精当天进入取精室后，由于心理紧张或环境改变而导致不能勃起或勃起后无法射精，要及时告诉医生，可以先离开一会，调整心态之后再试着取精。

（2）如果方式、心态调整仍然无法取精，可利用视频或图片等进行适当的辅助性刺激。

（3）若勃起特别困难的话可求助男科医生，使用万艾可（枸橼酸西地那非）或希爱力（他达拉非）等药物结合视频或图片刺激取精。

（4）对于以往发生过取精困难的患者，可联系男科医生提前进行取精，并将精液冷冻保存备用。在取卵当天，男方可先试着取精，如果无法取出精液，则可考虑用之前冷冻保存的精液。

（5）当以上所有方法均失败时，可以考虑行睾丸穿刺取精。需要特别说明的是，睾丸穿刺取精对取出的精子的质量没有影响。

99. 射不出精液来，该如何取精？

答：在门诊时，经常会遇到这样一类患者，性生活时阴茎能正常勃起和性交，但是不能射出精液，无法达到性高潮和获得性快感，这种情况我们称为不射精。这个时候可以通过经直肠电刺激射精或者通过睾丸穿刺取精来解决生育问题。

100. 被诊断为逆行射精，该如何取精？

答：正常的射精过程中，膀胱颈口应该是关闭的，精液经尿道排出体外。逆行射精即精液本应从尿道口射出，结果却通过膀胱颈口进入膀胱而导致没有或只有部分精液顺行射出，俗称“放空枪”。其病因以糖尿病导致膀胱颈口自主神经失调多见，一般在性高潮后的尿液中可找到精子。

逆行射精可通过碱化尿液的方法来收集精子。在取精前一天开始服用小苏打碱化尿液，取精当天排掉晨尿，服用小苏打后再饮水 500 ml，半小时后手淫或性交，有性高潮后立即收集尿液，从尿液中分离获得精子。根据精子质量来决定行辅助生殖治疗的方式，如果尿液中找不到合适的精子，可考虑行睾丸穿刺取精。

（四）“无中生有”：男科医生有绝活

采用手术方法采集睾丸或附睾中的精子，成为无精子症患者辅助生殖治疗的主要手段。经皮附睾穿刺取精、睾丸穿刺取精及近来开展的睾丸显微取精术，为无精子症患者提供了生育的机会。

101. 什么是睾丸穿刺取精？会很痛吗？

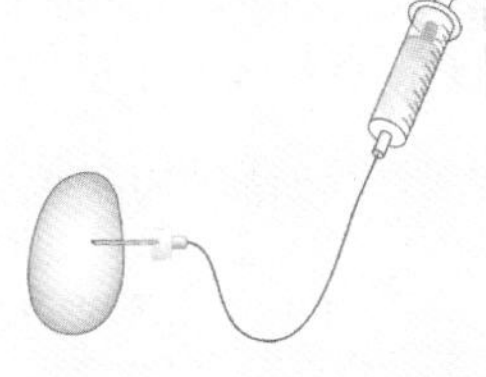

答：睾丸穿刺取精就是医生用一个注射器，把针头扎入睾丸组织，通过负压吸引抽吸出睾丸组织，在这些睾丸组织里面寻找精子。在抽吸之前，会在局部打麻醉药，穿刺过程很快，一般不会有疼痛感，就像静脉抽血一样，会有一个针眼，做完之后用棉签按压几分钟就可以了，伤口恢复也很快。

102. 什么情况下需要进行睾丸穿刺取精?

答：需要进行睾丸穿刺取精的情况如下。

（1）梗阻性无精子症，尤其是双侧输精管缺如或者不愿意做输精管－附睾吻合手术者。

（2）功能性不射精，通过其他方法仍然无法取出精液者。

（3）逆行射精，通过碱化尿液的方式仍然没有找到可用精子者。

（4）平时能正常取精，取卵当天，由于精神高度紧张，通过其他方法仍不能取精者。

需要特别说明的是：

（1）睾丸穿刺取精对取出的精子质量没有影响。

（2）能用手淫法取出精液，就尽量不用睾丸穿刺取精，因为它是有创操作。

（3）女方取卵当天，男方取精必须在医院里进行，不允许男方在院外取精液带到医院，也尽量不让夫妻通过同房取精（女方要行取卵操作）。

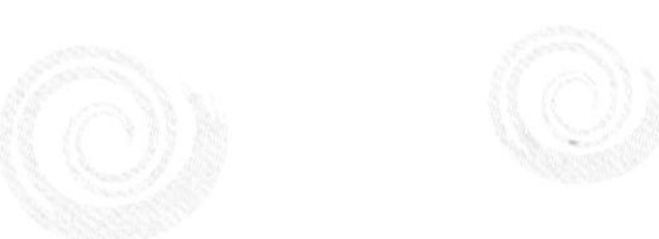

103. 精液检查没有发现精子，还能取到精子吗?

答：如果连续检查了 3 次精液经离心沉淀都没有发现精子，即为无精子症，包括梗阻性无精子症和非梗阻性无精子症。

（1）梗阻性无精子症患者约占无精子症患者的 40%。所谓梗阻性就是指睾丸里面有精子，只不过是因为储存或者输送精子的管道出了问题，导致精子排不出来。梗阻性无精子症可以通过睾丸或者附睾穿刺的方法取精。

（2）非梗阻性无精子症患者约占无精子症患者的 60%。这种患者输送精子的整个管道都是通畅的，只是睾丸里面不能产生精子。非梗阻性无精子症患者若想有与自己有血缘关系的后代，可以考虑通过睾丸切开显微取精方式取精。

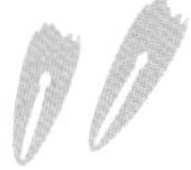

104. 睾丸穿刺结果显示没有精子，还有机会生育自己的孩子吗?

答：可以考虑做睾丸切开显微取精术。因为睾丸病理学研究显示：睾丸精子发生是局灶性和不均一的，即使睾丸大部分生精小管内没有发现精子，也不能排除极小部分生精小管内存在残留的精子。

睾丸切开显微取精术是在 20 ~ 25 倍手术显微镜下切开睾丸寻找饱满、不透明的生精小管来寻找精子的一种手术方式。在显微镜的放大作用下，取精的成功率高于睾丸穿刺。理论上只需要找到一个正常的活精子，再结合试管婴儿技术就可以拥有与自己有血缘关系的后代。

我们把睾丸比作小屋子，残留的稍饱满的生精小管比作抽屉，精子相当于抽屉里值钱的小东西，那么显微取精过程就相当于这个小屋子之前着火了，被火烧了一遍，现在带着放大镜去找这个失火的屋子里面的一些抽屉，看看抽屉里面是否残留有值钱的东西。

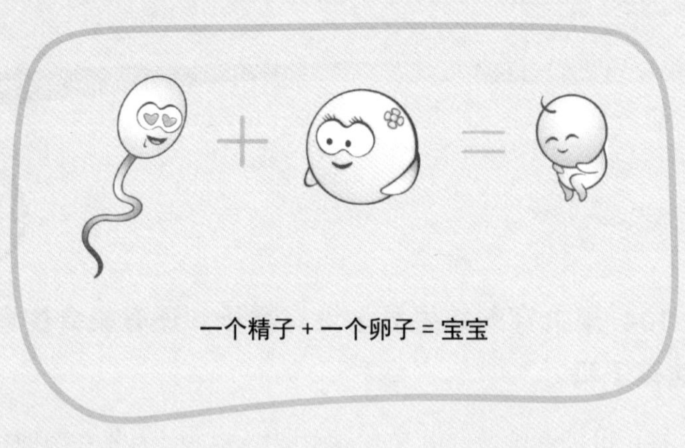

105. 到底是做睾丸穿刺取精还是做睾丸切开显微取精呢？它们有哪些不同呢？

答：现有睾丸取精方法很多，较常见的有细针穿刺抽吸、开放性睾丸活检和睾丸切开显微取精。其中细针穿刺抽吸及开放性睾丸活检的定位精准度较差，仅适用于梗阻性无精子症，而对于非梗阻性无精子症则需要利用睾丸切开显微取精。

我们把睾丸比作有很多水的池塘，精子比作池塘水里的几条鱼，如何去抓到这几条鱼呢？睾丸穿刺取精就相当于在船上用渔网去捕鱼，显微取精就相当于把池塘的水放掉一半后带着潜水镜去水里抓鱼。仅仅就那么几条鱼，当然后者抓到鱼的机会相对大一些。

106. 什么情况下可以考虑行睾丸切开显微取精呢？

答：可以考虑行睾丸切开显微取精的情况包括：

（1）非梗阻性无精子症穿刺活检失败者。

（2）睾丸过小无法穿刺者。

（3）取卵当天梗阻性无精子症睾丸细针穿刺抽吸取精失败的患者。

（4）隐睾术后患者。

（5）Y 染色体 C 区部分缺失患者。

（6）克氏综合征（47,XXY）患者。

107. 睾丸穿刺取精 / 睾丸切开显微取精对以后的性生活会有影响吗？

答：无论是睾丸穿刺取精还是睾丸切开显微取精，术后的性生活和术前相比没有明显差别。需要指出的是，需要做显微取精的患者睾丸一般偏小，雄激素水平大部分偏低，性生活或多或少都会受到影响，即使不做手术也最好补充一定的雄激素，这样既可以保持男性的第二性征，还可以增强性欲，改善性功能。

108. 通过睾丸穿刺或睾丸切开显微取精获得的精子是否可以做人工授精？

答：不能，这类精子只有通过第二代试管婴儿技术才可能受孕。人工授精是指在女方排卵期，把精子注入宫腔内，这要求精子有一定的数量和活力才行。

通过睾丸穿刺或睾丸切开显微取精获得的精子数量和活力比正常人射出的精子要差一些，只能通过实验室挑选较好的精子通过第二代试管婴儿技术完成受精。

109. 睾丸切开显微取精需要做哪些准备呢？

答：无需特殊准备。在夫妻双方充分知情同意下，空腹住院，按照一般的手术要求做术前各项检查即可。若能取到精子，即交给精子库冷冻保存或者女方取卵当天同时行取精手术配成胚胎；若没有取到精子，可能需要考虑使用供精人工授精助孕。

三、准妈妈收获幸“孕”果实

（一）快速“上路”小攻略

小兰和她的丈夫是大学同学，两人在学校的时候就是同学眼中的才子佳人，毕业后就组成了幸福甜蜜的小家庭。可是3年过去了，比自己结婚晚的同学都已经有自己的孩子，小兰的肚子却还是没动静。而且近2年小兰的月经也不正常，总是几个月才能来一次。就医后，医生诊断小兰是多囊卵巢综合征，并建议丈夫也应做常规体检，因为怀孕毕竟是两个人的事情。不查不知道，一查吓一跳，检查发现小兰丈夫的精子质量也出了问题，精子的活力不够。医生建议夫妻俩通过辅助生殖技术来提高怀孕概率，那么手术前需要做哪些检查呢？

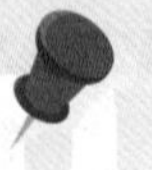

110. 宫腔内人工授精（IUI）前女方需要进行哪些检查？

答：人工授精前男女双方均需进行体格检查和实验室检查，以确定人工授精的适应证，排除禁忌证。女方应进行的检查包括体格检查和妇科检查，如血尿常规、血型、肝肾功能、血糖、TORCH（弓形虫、风疹病毒、巨细胞病毒、单纯疱疹病毒等免疫检测）、甲状腺功能以及传染性疾病的检查（乙肝两对半、艾滋病、梅毒、丙肝）；阴道分泌物的检查及宫颈细胞学检查；子宫附件超声、心电图、胸片等。

除上述检查外，还需要了解女方是否符合人工授精的条件，检查项目包括：①卵巢功能检查：月经来潮的第2~5天早上空腹抽血检查基础性激素水平（卵泡刺激素（FSH）、黄体生成素（LH）、雌二醇（E2）、催乳素（PRL）、黄体酮（P）、睾酮（T））；B超了解基础窦卵泡数目；检测抗米勒管激素（AMH）水平。②输卵管通畅性检查，如X线下子宫输卵管造影、超声下子宫输卵管造影或腹腔镜下输卵管检查等。③排卵监测。

111. 体外受精－胚胎移植（IVF-ET）前女方需要进行哪些检查？

答：（1）全身重要器官功能检查：血尿常规、血型、肝肾功能、血糖、感染八项（乙肝两对半、艾滋病、梅毒、丙肝）、甲状腺功能、TORCH（弓形虫、风疹病毒、巨细胞病毒、单纯疱疹病毒等免疫检测）、心电图、胸片、乳腺B超、子宫附件彩超。

（2）卵巢功能检查：月经来潮的第2~5天早上空腹抽血检查基础性激素水平（FSH、LH、E2、PRL、P、T）；B超了解基础窦卵泡数目；检测AMH水平。

（3）染色体检查。

（4）阴道分泌物及宫颈细胞学检查：白带常规、宫颈液基薄层细胞学检查（TCT）和HPV，阴道分泌物支原体、衣原体、淋球菌检查。

（5）必要时在宫腔镜下检查宫腔情况。

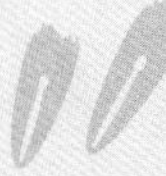

112. 多囊卵巢综合征（PCOS）的诊断标准是什么？

答：我国PCOS的诊断标准如下。①月经稀发或闭经或不规则出血；②高雄激素的临床表现如多毛、痤疮、黑棘皮症或抽血检查发现高雄激素血症；③单侧或双侧卵巢内直径为2~

9 mm 的卵泡数≥ 12 个，和（或）卵巢体积≥ 10 ml。其中①是诊断的必要条件；另外再符合②③中的 1 项，并排除其他可能引起高雄激素的疾病和引起排卵异常的疾病（如迟发型先天性肾上腺皮质增生症、库欣综合征、低促性腺激素性闭经、卵巢或肾上腺分泌雄激素肿瘤、甲状腺功能异常、高催乳素血症等），即可确诊为 PCOS。

113. 是否所有的多囊卵巢综合征患者都需要进行体外受精治疗助孕?

答：多囊卵巢综合征的不孕患者，夫妻双方须共同检查评估，排除引起不孕的其他因素。如仅为多囊卵巢综合征所致的不孕，首先建议通过饮食控制和运动等生活方式的调整来控制体重，减少体脂，控制血糖、血压，尽量纠正可能引起生育失败的危险因素。在此基础上仍无排卵者，可进行诱发排卵（如使用克罗米芬或来曲唑）治疗，并联合 B 超监测卵泡发育，适时指导同房，在此过程中应避免卵巢过度刺激综合征及多胎妊娠等并发症发生。体外受精是多囊卵巢综合征的不孕患者的三线治疗，若反复促排卵治疗无效或合并输卵管因素、高龄或男性因素时，可采用体外受精助孕。

（二）庄稼长的好，合理施肥很重要

小兰听了医生的解释，才知道原来自己几个月来一次月经是由不排卵引起的。没有排卵就没有“种子”，当然结不了“果实”。小兰这种情况要怀孕，就要通过促排卵的方式刺激卵泡发育成熟。那么促排卵的方法有哪些？什么情况需要促排卵治疗？试管婴儿治疗过程中有哪些促排卵方案呢？促排卵有没有危险或副作用呢？

114. 什么是诱发排卵？

答：诱发排卵是指患者存在排卵障碍（如月经稀发或紊乱，常见于多囊卵巢综合征、高催乳素血症；也可能是下丘脑性或垂体性闭经，如希恩综合征）的情况下，采用药物诱导排卵的发生，主要是诱发单个卵泡或是少数卵泡发育。

115. 促排卵治疗的适应证有哪些？

答：（1）有生育要求但持续性无排卵和稀发排卵的不孕患者，常见于多囊卵巢综合征（PCOS）及下丘脑性排卵障碍。

（2）黄体功能不足。

（3）因排卵障碍（卵泡发育不良）导致的不孕和复发性流产。

（4）其他，如配合宫腔内人工授精或体外受精－胚胎移植时、不明原因性不孕症、轻型子宫内膜异位症等。

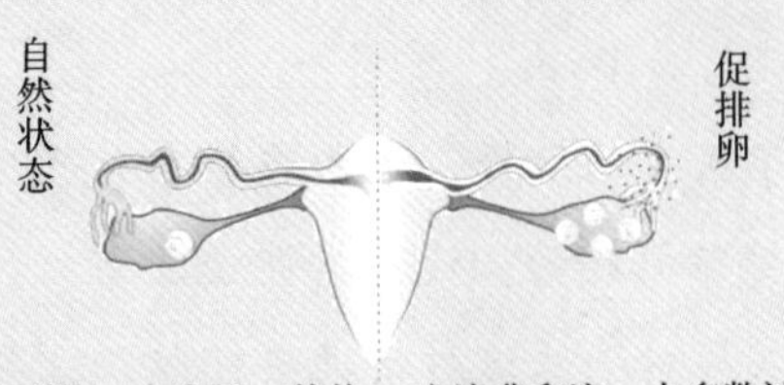

116. 什么是控制性卵巢刺激？

答：控制性卵巢刺激（COS）是指用药物在可控制的范围内诱发超生理状态的多卵泡发育和成熟，治疗对象本身可能有正常的排卵。这种方法一般用于体外受精－胚胎移植及其衍生技术，其目的是使一个周期获得更多的成熟卵子，从而获得更多可利用胚胎，提高辅助生殖技术的成功率。

117. 控制性卵巢刺激（COS）的禁忌证有哪些？

答：卵巢刺激慎用于以下情况：①原发性或继发性卵巢功能衰竭；②原因不明的阴道出血或子宫内膜增生；③已知或怀疑患有性激素相关的恶性肿瘤；④有血栓栓塞史或血栓形成倾向；⑤对超促排卵药物过敏或不能耐受。

禁用于以下情况：①有严重的精神疾病、泌尿生殖系统急性感染、性传播疾病；②有吸毒等严重不良嗜好；③接触致畸量的放射线、毒物、药品并处于作用期；④子宫不具备妊娠功能或有严重躯体疾病不能承受妊娠。

118. 试管婴儿治疗过程中常用促排卵方案有哪些?

答：①长方案：包括黄体期长方案和卵泡期长方案。②拮抗剂方案。③短方案。④超短方案。⑤超长方案。⑥微刺激方案。⑦ PPOS 方案（高孕激素状态下促排卵方案）。⑧黄体期促排卵方案。

119. 试管婴儿治疗过程中根据什么来进行促排卵方案选择？

答：试管婴儿治疗过程中促排卵方案要根据患者的具体情况而定，采用个体化原则。包括：①患者年龄大小；②卵巢储备功能；③各种促排卵药物的作用机制及优缺点；④患者的卵泡发育情况；⑤患者对促排卵药物的反应性。

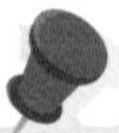

120. 什么是长方案?

答：长方案是辅助生殖技术中最经典也是使用最普遍的方案，一般适用于卵巢功能正常的人群。其包括黄体期长方案和卵泡期长方案。

黄体期长方案是从黄体中期开始使用促性腺激素释放激素激动剂（GnRH-a）（长效或短效 GnRH-a），使用 14~21 日待垂体达到降调节标准时，再开始用外源性促性腺激素（Gn）每日注射促排卵，并维持 GnRH-a 的使用直至 HCG 注射日（夜针），夜针后 35~38 小时取卵。卵泡期长方案是从月经周期的第 2~5 日使用长效 GnRH-a，30 日后垂体达到降调节标准，开始用外源性 Gn 促排卵至 HCG 注射日，夜针后 35~38 小时取卵。

121. 黄体期长方案使用 GnRH-a 还未促排取卵，为何会发生早期妊娠？

答：（1）因黄体期使用 GnRH-a 时患者已经排卵，若在排卵期有性生活而未采取避孕措施，则有发生妊娠的可能性，故而一般建议使用 GnRH-a 的周期实施避孕。

（2）GnRH-a 可促进精子与卵子在输卵管内受精及早期胚胎发育。

（3）GnRH-a 易诱发排卵。

（4）GnRH-a 能改变黄体功能，促进妊娠。

该种情况下的妊娠容易引起黄体功能不足，发生早期流产，同时宫外孕概率升高。

122. 什么是短方案？

答：GnRH-a 短方案是利用 GnRH-a 的激发作用，通常月经第 2 日开始使用短效激动剂直至 HCG 注射日，第 3 日开始用 Gn 促排卵，直至 HCG 注射日。其多应用于卵巢反应不良的患者，目前已经较少使用。

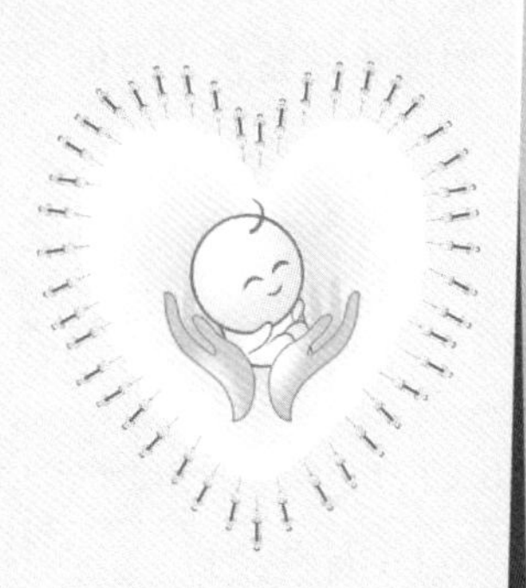

123. 什么是超短方案？

答：超短方案在月经第 2 日开始使用短效 GnRH-a，第 3 日开始用 Gn 促排卵，使用 Gn 的第 4 日停用短效 GnRH-a。超短方案大多应用于卵巢储备较少的患者。目前也已经较少使用。

124. 什么是超长方案？

答: 超长方案是在月经第 2~5 日注射长效 GnRH-a（达菲林）全量或半量；28 日后视情况，注射第 2 次，全量或半量。14 日后根据 FSH、LH 和 E2 水平，卵泡直径及数量启动 Gn 促排卵。一般用于子宫内膜异位症、子宫腺肌症或反复着床失败患者，但卵巢储备较少者慎用。

125. 什么是拮抗剂方案？

答：在月经来潮的第 2~3 日开始使用 Gn 促排卵每日治疗直至 HCG 注射日，但在给予 Gn 促排卵后的第 5~7 日加用拮抗剂；或者是在当主导卵泡直径达 12 mm 或者 LH ≥ 10 IU/L 时加用拮抗剂至 HCG 注射日（夜针），夜针后 36 小时左右取卵。夜针首选药物为 HCG，如果出现多个卵泡发育，有卵巢过度刺激综合征（OHSS）发生高风险时，可以使用 GnRH-a 0.1~0.2 mg 和小剂量 HCG 诱导卵泡成熟。一般适用于卵巢功能减退、卵巢高反应的患者，也可用于正常反应患者。由于该种方案相对于长方案可以减低卵巢过度刺激的风险，且周期时间短，故目前应用越来越广泛。

126. 什么是微刺激方案？

答：在月经来潮的第 2~5 日开始，每日口服促排卵药物（氯米芬或来曲唑）至 HCG 注射日，其间可加用小剂量 Gn，夜针后 36 小时左右取卵。一般适用于年龄大、卵巢功能减退的患者。

127. 什么是自然周期？

答：自然周期是指从月经来潮的第 3~5 日开始 B 超下监测排卵，至卵泡发育为优势卵泡（16~20 mm），并根据血 LH、E2、P 水平适时进行取卵。适用于卵巢功能极差、卵巢反应不良的患者。

128. 什么是黄体期促排卵方案？

答：黄体期促排卵是指在排卵后开始使用外源性 Gn 每日注射，直至 HCG 注射日，夜针后 36 小时取卵。一般适用于高龄或卵巢功能差的患者。

129. 促排卵药物有哪些？

答：（1）口服促排卵药物，包括枸橼酸氯米芬（CC）、来曲唑（LE）等。

（2）人促性腺激素（Gn），包括重组人卵泡刺激素（果纳芬）、尿促卵泡素（丽申宝）、人绝经期促性腺激素（HMG）以及绒毛膜促性腺激素（HCG）等。

（3）促性腺激素释放激素激动剂（GnRH-a）：达必佳、达菲林等。

（4）促性腺激素释放激素拮抗剂（GnRH-ant）：思则凯、加尼瑞克等。

130. 人促性腺激素（Gn）包含哪几类药物？

答：人促性腺激素（Gn）分为两大类：天然Gn和基因重组Gn。天然Gn包括：①从绝经期妇女尿中提取的Gn，如人绝经期促性腺激素（HMG）、尿源性人卵泡刺激素（uFSH）；②从孕妇尿中提取的人绒毛膜促性腺激素（uHCG）。基因重组Gn包括重组人卵泡刺激素（果纳芬）、重组人促黄体生成素（乐芮）和重组HCG（艾泽）。

131. 辅助生殖技术的并发症有哪些？

答：常见并发症包括卵巢过度刺激综合征、多胎妊娠、异位妊娠、宫内外合并妊娠、取卵后出血感染、子宫周围脏器及血管损伤、阴道出血、卵巢扭转等。

132. 卵巢过度刺激综合征有哪些临床表现？

答：典型症状为不同程度的腹胀、恶心、呕吐、腹泻及尿量减少，进一步发展为嗜睡、厌食、呼吸困难、少尿甚至无尿。常见体征为体重增加、腹水、胸水、呼吸窘迫综合征、血管栓塞甚至多脏器功能衰竭。实验室检查发现血液浓缩、血容量不足、白细胞增多、电解质紊乱、低钠高钾血症、低蛋白血症、肝功能受损、伴有血栓形成倾向的高凝状态。

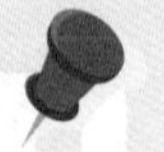

133. 卵巢过度刺激综合征（OHSS）如何治疗？

答：原则上轻度OHSS予以密切观察，中度OHSS适当干预，重度OHSS积极治疗。

（1）轻度OHSS、单纯卵巢体积增大的中度OHSS，可根据病情适当对症治疗，并在门诊监测相关指标。建议高蛋白饮食，少量多餐，禁止盆腔检查、剧烈运动及体位突然改变，防止卵巢黄体发生破裂或扭转。同时要适当注意活动四肢，防止血栓形成。

（2）中度OHSS也可在门诊观察，定时监测体重、腹围、生命体征、尿量，必要时进行血常规、电解质、肝肾功能及B超检查，可用羟乙基淀粉200/0.5氯化钠注射液（贺斯）、低分子右旋糖酐等扩容治疗，并严密观察与随访。

（3）重度OHSS应住院治疗，扩容及维持电解质平衡，当出现持续的低血容量时，补充白蛋白，必要时行胸、腹水穿刺引流；伴随高凝状态时可使用抗凝剂预防血栓；肾衰竭、血栓形成、心包积液及急性呼吸窘迫综合征（ADRS）等危及生命的并发症，需早期发现，多学科联合处理。当并发症严重威胁生命时，应终止妊娠以延缓疾病的进程。

134. 激动剂长方案和拮抗剂方案的优缺点是什么？

答：激动剂长方案一般适用于正常反应人群，有利于卵泡生长发育的同步化，可增加高质量卵子数目及提高子宫内膜容受性，临床妊娠率和持续妊娠率增高，但容易出现 OHSS。拮抗剂方案一般适用于 OHSS 高风险的患者，也用于卵巢反应不良或卵巢功能低下的患者，其优点是用药时间较短、经济、注射次数较少，OHSS 发生概率较低，但容易出现卵泡发育大小不均，获卵数可能较长方案少。两者累积妊娠率目前无显著性差异。

135. 为何在促排卵用药前有些患者要使用 GnRH-a 进行降调节？

答：使用该种药物进行降调节的目的：可以使 FSH、LH 分泌处于低水平，让卵巢在 GnRH-a 作用下趋于静息状态，使体内激素处于极低水平，再用外源性的促排卵药物，让一批卵泡同时启动发育，卵泡同步性较好，进而一次可获得多个可利用的卵子。

孕妈们加油！

136. 促排卵会加速卵巢衰老吗?

答：对于年轻的、储备良好的、健康的卵巢，促排卵并没有打扰到卵泡池里的始基卵泡，不必担心偶然 1~2 次试管婴儿促排卵会导致卵巢衰老加速。对于 PCOS 或人工授精的促排卵，每个周期的目标卵泡只有 1~2 个，和自然周期差不多，就更不必担心了，无需恐慌。对于有卵巢功能减退倾向的患者，我们要加倍珍惜卵巢中所剩无几的卵泡，不赞成使用大剂量药物。

（三）卵子虽小，取卵事大

在门诊，几乎每个即将进入或已经进入试管周期的患者都会担心、焦虑的一个问题就是：做试管婴儿是不是很痛苦呢？很多人都听说过取卵很痛，往往在临近取卵时退缩。希望大家了解取卵的具体过程和注意事项，轻松上阵，用愉悦的心情迎接“好孕”吧！

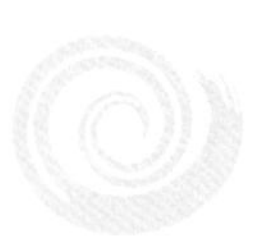

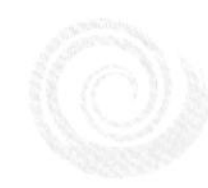

137. 取卵手术痛吗？

答：取卵手术的疼痛是绝大多数的人能够耐受的，而且很多医院可采用“无痛取卵”。

138. 什么是无痛取卵？

答：无痛取卵就是全身麻醉后在舒适的睡眠状态下进行取卵，现代麻醉技术安全、高效、可控。

139. 麻醉药是否会影响卵子质量？

答：不会的，麻醉药作用时间很短，很快就可以代谢，不会影响卵子质量和身体健康。

140. 取卵手术需要多久？

答：很快，一般 5~10 分钟手术就结束了，大家不要紧张！

141. 取卵是怎么回事？

答：临床取卵医生在B超指引下，通过负压吸引抽取卵泡液，将装有卵泡液的试管尽快放入手术室和胚胎实验室之间的传递窗，胚胎学家把卵泡液倒入无菌培养皿内，在体视显微镜下寻找卵子（卵丘复合体），找到后迅速清洗卵子，去掉周围的红细胞，再移入“保温箱”内孵育。此时，卵子“小姐”可以暂且清静会儿，静候精子“先生”。

142. 取卵的并发症有哪些？

答：（1）感染：生殖系统感染，盆腔感染。术前做好外阴阴道的冲洗消毒，术中行无菌操作，术后注意卫生，预防性使用抗生素，避免性生活。

（2）出血及邻近脏器的损伤：熟练掌握盆腔B超影像学知识，正确掌握各器官、大血管和卵泡的图像特征，切不可误穿。尽量争取单次序贯进入多个卵泡抽吸，避免针反复进出卵巢、盆腔和阴道壁，必须经过子宫时，应尽量避免穿入宫体和子宫峡部。

（3）附件扭转（卵巢扭转）：避免剧烈运动和突然改变体位。

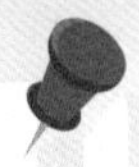

143. 当取卵过程中遇到输卵管积水时是否需要进行穿刺抽吸？

答：由于输卵管积水引流后短时间内还会再度出现，且输卵管积水易反流回宫腔导致宫腔积液，如果该周期需要行鲜胚移植，可以考虑穿刺抽吸。中重度输卵管积水一般建议最好经腹腔镜手术处理后再行胚胎移植。

144. 取卵术后有哪些注意事项？

答：禁止剧烈运动，防止卵巢蒂扭转，禁止性生活及盆浴，防止感染；饮食方面避免进食活血大补类食物，选择清淡易消化及优质高蛋白，少食多餐；加强四肢活动，预防血栓；遵从医嘱使用术后药物；注意 24 小时尿量，如出现尿量明显减少，腹痛、腹胀、阴道出血、呼吸困难明显等异常情况应及时就医。

145. 取卵出血的处理有哪些？

答：大部分阴道穿刺点出血都可以通过加压止血（如阴道塞纱）或宫颈钳钳夹出血点止血；少量盆腔内出血，可以使用止血药物，密切监测生命体征、血常规，复查 B 超，必要时建立静脉通道补液；卵巢或周围脏器损伤，引起盆腔内大量出血，包括腹膜后血肿等时，应在输液或输血的条件下，立即行开腹手术。

（四）好“土壤”才能留住好“种子”

小兰和她的丈夫备孕两年一直没有怀上，且近来的月经量明显减少。去医院检查后医生告诉她，因为既往人流手术后发生了宫腔粘连，子宫内膜太薄，才出现月经量减少和不能怀孕的情况，这种情况需要做宫腔镜手术治疗。子宫内膜是胚胎发育的“土壤”，如果“土壤”贫瘠了，“种子”就不容易发芽，让我们一起来了解一下子宫内膜的知识吧！

146. 子宫内膜是什么?

答：子宫内膜是构成子宫内壁的一层，相当于胚胎（胎儿）生长的“土壤”，可分为致密层、海绵层和基底层。内膜表面2/3为致密层和海绵层，统称功能层，受卵巢性激素影响发生周期变化而脱落；基底层为靠近子宫肌层的1/3内膜，不受卵巢性激素影响，不发生周期性的变化。故子宫内膜本身定期发生着厚度的改变，并非一成不变。

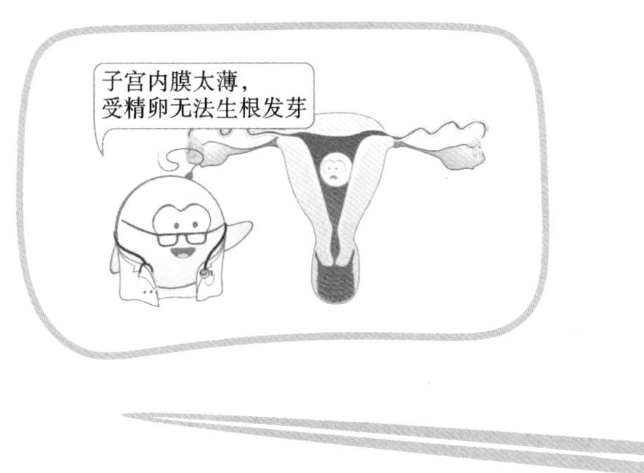

147. 正常情况下在自然周期，子宫内膜如何发生变化?

答：以月经周期28~30天为例。

（1）增生期：增生期内膜在雌激素作用下，一直逐步增厚。

此期相当于卵泡发育至成熟阶段，一般在月经周期的第5~14天。增生期早期为月经周期的第5~7天；增生期中期为月经周期的第8~10天；增生期晚期为月经周期的第11~14天。

（2）分泌期：月经周期的第15~28天，相当于排卵后黄体期。黄体分泌的孕激素和雌激素，使增生期内膜继续增厚，此时内膜厚且松软，含有丰富营养物质，有利于受精卵着床发育。分泌期早期为月经周期的第15~19天；分泌期中期为月经周期的第20~23天；分泌期晚期为月经周期的第24~28天。

（3）月经期：月经周期第1~4天。伴随激素水平下降，子宫内膜功能层（在基底层以上的部分）剥脱，随血液排出，称为月经。故月经期实际上是一个周期的结束，也是下一周期的开始。

148. 在胚胎移植时需要的子宫内膜厚度是多少？

答：一般来说胚胎移植时的内膜相当于正常月经周期下分泌早期的子宫内膜，厚度通常为8~12 mm。一般最好不超过14 mm，也有研究发现，仍有极少数5~6 mm内膜厚度的人群移植后也可以妊娠，但厚度小于5 mm时妊娠成功概率极低。

149. B 超下内膜出现什么情况时要行宫腔镜检查？

答：B 超下发现内膜反复过厚、回声不均、宫腔内异常回声；内膜一直偏薄，宫腔内膜线中断；宫腔畸形；剖腹产后反复宫腔积液等建议行宫腔镜检查，以排除子宫内膜过度增生、子宫内膜息肉、宫腔粘连、宫腔畸形等，必要时治疗处理后可提高移植成功率。

150. 移植周期发现子宫内膜过薄时有哪些治疗方案？

答：药物治疗：①雌激素：补佳乐或芬吗通，最常用于激素替代周期。②小剂量阿司匹林：抗凝，预防微血栓形成，改善局部微循环。同时有抗炎的效果，可减小子宫动脉阻力指数，改善内膜容受性。③维生素 E：有抗氧化作用，保护内膜受损。④促性腺激素释放激素激动剂（GnRH-a）及生长激素。⑤枸橼酸西地那非。⑥己酮可可碱。⑦中药。

手术治疗：①内膜搔刮：在移植前 1~2 周进行，可以去除局部异常病理变化，同时刺激内膜血管再生及细胞的蜕膜化，利于着床。②仿生物电刺激：增加血液循环，促内膜生长。③宫腔内灌注粒细胞刺激因子。④干细胞治疗。

（五）恰当的时间遇见正确的你

小兰经历了前期检查、超排卵、取卵的过程，成功取到了 15 枚卵子。与丈夫的精子在体外受精后，有 10 枚卵子正常受精，培养到第 3 天后有 6 枚优质胚胎和 4 枚非优质胚胎。医生说可以移植第 3 天的胚胎，也可以继续培养到囊胚再移植。别着急，大家一起先来了解一下胚胎移植方面的知识吧！

151. 正常生理状态下胚胎着床的过程是什么？

答：自然妊娠时，一般受精后第 4 天发育形成的早期囊胚进入宫腔，受精后第 6~7 天，晚期囊胚透明带消失，开始侵入内膜并深埋在内膜基质之中，完成胚胎着床。

152. 何时进行鲜胚移植？

答：鲜胚移植通常是指在取卵周期进行的胚胎移植。一般在取卵后的第 3 天进行卵裂期胚胎移植，取卵后的第 5 天进行囊胚移植。

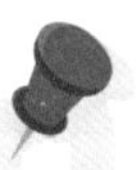

153. 一次可以移植几个胚胎？

答：由于体外受精技术的日趋成熟，为了减少多胎妊娠并发症的发生，一般主张单胚胎移植，尤其是瘢痕子宫、子宫畸形、宫颈功能不全、既往有双胎妊娠流产史、身材矮小及体重过低者。对于年龄大或存在其他特殊原因者，建议移植胚胎数不超过 2 个。

154. 胚胎移植前患者需要做哪些准备？

答：保持充足的睡眠和良好的情绪，避免紧张、消极的不良刺激；术前携带夫妻双方身份证及结婚证，以备术前核对身份；移植前行阴道冲洗提高阴道清洁度；饮水使膀胱充盈，方便移植手术的进行；遵医嘱使用药物。

155. 胚胎移植有哪些步骤?

答：术前核对双方姓名、年龄、身份信息；女方患者取膀胱截石位后，常规消毒铺巾，去除阴道宫颈分泌物及宫颈内口黏液；在B超监测下将胚胎移植外套管置于宫颈内口处，再次核对患者信息后，将载入胚胎的内管沿外套管送至宫底处，注入胚胎与移植液，缓慢取出外套管及内芯，送入实验室检查有无胚胎残留，如有残留可再次移植。胚胎移植结束后，患者静卧0.5~1小时，禁止剧烈运动及重体力活动。

156. 移植后是否需要一直卧床？

答：不需要。胚胎移植本身并不会影响日常生活，同自然受孕后的生活一样。传统观点认为，移植后要垫高臀部卧床数小时甚至数天，其实是没有理论依据的。一般普通着床发生在受精后的第6~7天，到目前为止没有统计数据表明移植后延长卧床时间可以提高妊娠率。

157. 什么是自然周期内膜准备？一般适合哪些人群？

答：自然周期是常用的冻胚移植周期的内膜准备方法之一，在不使用药物的情况下监测排卵，观察卵泡发育及排卵情况、激素水平和内膜等，综合评估决定解冻和移植的时间。一般适合月经周期规律，有正常排卵的女性患者。优缺点是需要使用的药物较少，但来院监测的次数多，可能因为当月排卵异常取消周期。

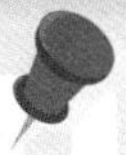

158. 什么是人工周期内膜准备？

答：人工周期内膜准备有激素替代周期和促排卵周期两种方案。激素替代周期是使用药物来确定患者的月经周期，绝大多数情况下没有卵泡发育，只是通过监测用药期间的内膜变化和激素水平来决定解冻和移植的时间。激素替代周期中仅使内膜生长，无需卵泡发育；适用于卵泡发育障碍、促排卵效果不佳或者子宫内膜较薄者。促排卵周期通过轻微诱导排卵促进单卵泡发育，促进内膜同步生长；适用于月经周期不规律或有规律月经但自然周期治疗无优势卵泡或卵泡发育停滞的患者，希望通过模拟自然周期排卵来创造内膜种植环境的患者。

159. 反复胚胎移植失败有哪些原因？

答：（1）患者年龄：随年龄增长，卵巢储备功能减退，卵子质量差，胚胎种植率低，流产率及胎儿畸形率增高。

（2）子宫内膜容受性差：子宫内膜增生过度、宫腔畸形、宫腔粘连、宫腔良性占位性病变、子宫内膜炎等。

（3）盆腔内环境：子宫内膜异位症、子宫腺肌症、输卵管积水等。

（4）内分泌紊乱：存在多囊卵巢综合征、高催乳素血症、甲状腺功能异常等。

（5）免疫因素。

（6）胚胎及精卵自身因素。

（7）其他不良因素。

（六）孕妈妈的“守城之战”

小兰非常顺利地移植了一个囊胚到子宫，移植后医生给她开了黄体支持药物，说是保胎专用，并交代小兰一定要按时用药，12天后就可以“开奖”了。

160. 在 IVF-ET 周期为何会出现黄体功能不足?

答：大量促排卵药物的运用，可刺激卵巢诱导多卵泡成熟，让体内雌激素处于超生理状态，雌孕激素比例失调，导致黄体功能不全。此外，取卵会造成颗粒细胞部分丢失，孕激素产生减少。

161. 鲜胚移植周期黄体支持从何时开始？持续多久?

答：一般从取卵后开始行黄体支持，一直持续至妊娠 8~12 周。

162. 黄体支持一般有哪些药物?

答：（1）口服黄体酮：接近天然孕激素成分的地屈孕酮（达芙通）和微粒化黄体酮胶囊。

（2）肌内注射黄体酮。

（3）阴道用黄体酮：雪诺酮和安琪坦。

（4）HCG：由于 HCG 可诱发卵巢过度刺激，使用时需小心。

163. 胚胎移植期间需要使用黄体支持药物多长时间才可以抽血检查是否妊娠（验孕）？

答：如果是移植卵裂期胚胎（第 3 天胚胎），一般黄体支持 12~14 天即可验孕；如果移植囊胚（第 5 天胚胎），一般黄体支持 10~12 天即可验孕。